Livre de bord de la douleur

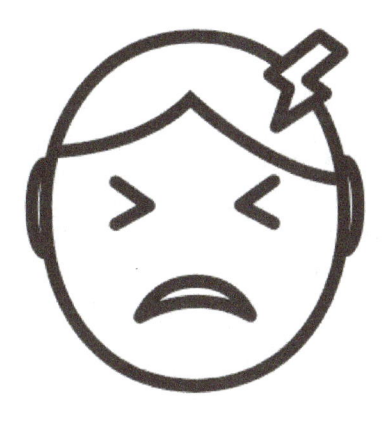

Ce livre fait partie de:

Ce livre de bord permet d'enregistrer les dates, l'énergie, l'activité, le sommeil, les niveaux/la zone de douleur, les repas et bien d'autres choses utiles.

Livre de bord de la douleur

Data :-		Lun	Mar	Mer	Jeu	Ven	Sam	Dim

Zone de douleur

Début	Fin		Emplacement du corps	
Durée			Devant	Derrière
			Gauche	Droite

Sévérité
1	2	3	4	5	6	7	8	9	10

Début	Fin		Emplacement du corps	
Durée			Devant	Derrière
			Gauche	Droite

Sévérité
1	2	3	4	5	6	7	8	9	10

Début	Fin		Emplacement du corps	
Durée			Devant	Derrière
			Gauche	Droite

Sévérité
1	2	3	4	5	6	7	8	9	10

L'énergie
☆ ☆ ☆ ☆ ☆

Activité
☆ ☆ ☆ ☆ ☆

Sommeil
☆ ☆ ☆ ☆ ☆

Autres symptômes	Déclencheurs	Mesures d'aide

Commentaires

Livre de bord de la douleur

Data :-		Lun	Mar	Mer	Jeu	Ven	Sam	Dim

Zone de douleur

Début	Fin

Durée

Emplacement du corps

Devant	Derrière
Gauche	Droite

Sévérité								
1	2	3	4	5	6	7	8	9	10

Début	Fin

Durée

Emplacement du corps

Devant	Derrière
Gauche	Droite

Sévérité								
1	2	3	4	5	6	7	8	9	10

L'énergie
☆ ☆ ☆ ☆ ☆

Activité
☆ ☆ ☆ ☆ ☆

Sommeil
☆ ☆ ☆ ☆ ☆

Début	Fin

Durée

Emplacement du corps

Devant	Derrière
Gauche	Droite

Sévérité								
1	2	3	4	5	6	7	8	9	10

Autres symptômes	Déclencheurs	Mesures d'aide

Commentaires

Livre de bord de la douleur

| Data :- | | Lun | Mar | Mer | Jeu | Ven | Sam | Dim |

Zone de douleur

Début	Fin		Emplacement du corps	
			Devant	Derrière
Durée			Gauche	Droite

Sévérité
| 1 | 2 | 3 | 4 | 5 | 6 | 7 | 8 | 9 | 10 |

Début	Fin		Emplacement du corps	
			Devant	Derrière
Durée			Gauche	Droite

Sévérité
| 1 | 2 | 3 | 4 | 5 | 6 | 7 | 8 | 9 | 10 |

Début	Fin		Emplacement du corps	
			Devant	Derrière
Durée			Gauche	Droite

Sévérité
| 1 | 2 | 3 | 4 | 5 | 6 | 7 | 8 | 9 | 10 |

L'énergie
☆ ☆ ☆ ☆ ☆

Activité
☆ ☆ ☆ ☆ ☆

Sommeil
☆ ☆ ☆ ☆ ☆

Autres symptômes	Déclencheurs	Mesures d'aide

Commentaires

Livre de bord de la douleur

Data :-		Lun	Mar	Mer	Jeu	Ven	Sam	Dim

Zone de douleur

Début	Fin
Durée	

Emplacement du corps	
Devant	Derrière
Gauche	Droite

Sévérité										
1	2	3	4	5	6	7	8	9	10	

Début	Fin
Durée	

Emplacement du corps	
Devant	Derrière
Gauche	Droite

Sévérité										
1	2	3	4	5	6	7	8	9	10	

Début	Fin
Durée	

Emplacement du corps	
Devant	Derrière
Gauche	Droite

Sévérité										
1	2	3	4	5	6	7	8	9	10	

L'énergie
☆ ☆ ☆ ☆ ☆

Activité
☆ ☆ ☆ ☆ ☆

Sommeil
☆ ☆ ☆ ☆ ☆

Autres symptômes	Déclencheurs	Mesures d'aide

Commentaires

Livre de bord de la douleur

| Data :- | | Lun | Mar | Mer | Jeu | Ven | Sam | Dim |

Zone de douleur

Début	Fin

Durée

Emplacement du corps

Devant	Derrière
Gauche	Droite

Sévérité

| 1 | 2 | 3 | 4 | 5 | 6 | 7 | 8 | 9 | 10 |

Début	Fin

Durée

Emplacement du corps

Devant	Derrière
Gauche	Droite

Sévérité

| 1 | 2 | 3 | 4 | 5 | 6 | 7 | 8 | 9 | 10 |

Début	Fin

Durée

Emplacement du corps

Devant	Derrière
Gauche	Droite

Sévérité

| 1 | 2 | 3 | 4 | 5 | 6 | 7 | 8 | 9 | 10 |

L'énergie
☆ ☆ ☆ ☆ ☆

Activité
☆ ☆ ☆ ☆ ☆

Sommeil
☆ ☆ ☆ ☆ ☆

Autres symptômes	Déclencheurs	Mesures d'aide

Commentaires

Livre de bord de la douleur

Data :-		Lun	Mar	Mer	Jeu	Ven	Sam	Dim

Zone de douleur

Début	Fin

Durée

Emplacement du corps

Devant	Derrière
Gauche	Droite

Sévérité
1	2	3	4	5	6	7	8	9	10

Début	Fin

Durée

Emplacement du corps

Devant	Derrière
Gauche	Droite

Sévérité
1	2	3	4	5	6	7	8	9	10

Début	Fin

Durée

Emplacement du corps

Devant	Derrière
Gauche	Droite

Sévérité
1	2	3	4	5	6	7	8	9	10

L'énergie
☆ ☆ ☆ ☆ ☆

Activité
☆ ☆ ☆ ☆ ☆

Sommeil
☆ ☆ ☆ ☆ ☆

Autres symptômes	Déclencheurs	Mesures d'aide

Commentaires

Livre de bord de la douleur

Data :-		Lun	Mar	Mer	Jeu	Ven	Sam	Dim

Zone de douleur

Début	Fin
Durée	

Emplacement du corps	
Devant	Derrière
Gauche	Droite

Sévérité										
1	2	3	4	5	6	7	8	9	10

Début	Fin
Durée	

Emplacement du corps	
Devant	Derrière
Gauche	Droite

Sévérité										
1	2	3	4	5	6	7	8	9	10

L'énergie
☆ ☆ ☆ ☆ ☆
Activité
☆ ☆ ☆ ☆ ☆
Sommeil
☆ ☆ ☆ ☆ ☆

Début	Fin
Durée	

Emplacement du corps	
Devant	Derrière
Gauche	Droite

Sévérité										
1	2	3	4	5	6	7	8	9	10

Autres symptômes	Déclencheurs	Mesures d'aide

Commentaires

Livre de bord de la douleur

Data :-		Lun	Mar	Mer	Jeu	Ven	Sam	Dim

Zone de douleur

Début	Fin

Durée

Emplacement du corps

Devant	Derrière
Gauche	Droite

Sévérité										
1	2	3	4	5	6	7	8	9	10

Début	Fin

Durée

Emplacement du corps

Devant	Derrière
Gauche	Droite

Sévérité										
1	2	3	4	5	6	7	8	9	10

Début	Fin

Durée

Emplacement du corps

Devant	Derrière
Gauche	Droite

Sévérité										
1	2	3	4	5	6	7	8	9	10

L'énergie
☆ ☆ ☆ ☆ ☆

Activité
☆ ☆ ☆ ☆ ☆

Sommeil
☆ ☆ ☆ ☆ ☆

Autres symptômes	Déclencheurs	Mesures d'aide

Commentaires

Livre de bord de la douleur

Data :-		Lun	Mar	Mer	Jeu	Ven	Sam	Dim

Zone de douleur

Début	Fin

Durée

Emplacement du corps
Devant	Derrière
Gauche	Droite

Sévérité									
1	2	3	4	5	6	7	8	9	10

Début	Fin

Durée

Emplacement du corps
Devant	Derrière
Gauche	Droite

Sévérité									
1	2	3	4	5	6	7	8	9	10

L'énergie
☆ ☆ ☆ ☆ ☆

Activité
☆ ☆ ☆ ☆ ☆

Sommeil
☆ ☆ ☆ ☆ ☆

Début	Fin

Durée

Emplacement du corps
Devant	Derrière
Gauche	Droite

Sévérité									
1	2	3	4	5	6	7	8	9	10

Autres symptômes	Déclencheurs	Mesures d'aide

Commentaires

Livre de bord de la douleur

Data :-		Lun	Mar	Mer	Jeu	Ven	Sam	Dim

Zone de douleur

Début	Fin

Durée

Emplacement du corps

Devant	Derrière
Gauche	Droite

Sévérité
1	2	3	4	5	6	7	8	9	10

Début	Fin

Durée

Emplacement du corps

Devant	Derrière
Gauche	Droite

Sévérité
1	2	3	4	5	6	7	8	9	10

Début	Fin

Durée

Emplacement du corps

Devant	Derrière
Gauche	Droite

Sévérité
1	2	3	4	5	6	7	8	9	10

L'énergie
☆ ☆ ☆ ☆ ☆

Activité
☆ ☆ ☆ ☆ ☆

Sommeil
☆ ☆ ☆ ☆ ☆

Autres symptômes	Déclencheurs	Mesures d'aide

Commentaires

Livre de bord de la douleur

Data :-	Lun	Mar	Mer	Jeu	Ven	Sam	Dim

Zone de douleur

Début	Fin

Durée

Emplacement du corps

Devant	Derrière
Gauche	Droite

Sévérité										
1	2	3	4	5	6	7	8	9	10

Début	Fin

Durée

Emplacement du corps

Devant	Derrière
Gauche	Droite

Sévérité										
1	2	3	4	5	6	7	8	9	10

Début	Fin

Durée

Emplacement du corps

Devant	Derrière
Gauche	Droite

L'énergie
☆ ☆ ☆ ☆ ☆

Activité
☆ ☆ ☆ ☆ ☆

Sommeil
☆ ☆ ☆ ☆ ☆

Sévérité										
1	2	3	4	5	6	7	8	9	10

Autres symptômes	Déclencheurs	Mesures d'aide

Commentaires

Livre de bord de la douleur

Data :-		Lun	Mar	Mer	Jeu	Ven	Sam	Dim

Zone de douleur

Début	Fin

Durée

Emplacement du corps

Devant	Derrière
Gauche	Droite

Sévérité
1	2	3	4	5	6	7	8	9	10

Début	Fin

Durée

Emplacement du corps

Devant	Derrière
Gauche	Droite

Sévérité
1	2	3	4	5	6	7	8	9	10

Début	Fin

Durée

Emplacement du corps

Devant	Derrière
Gauche	Droite

Sévérité
1	2	3	4	5	6	7	8	9	10

L'énergie
☆ ☆ ☆ ☆ ☆

Activité
☆ ☆ ☆ ☆ ☆

Sommeil
☆ ☆ ☆ ☆ ☆

Autres symptômes	Déclencheurs	Mesures d'aide

Commentaires

Livre de bord de la douleur

Data :-		Lun	Mar	Mer	Jeu	Ven	Sam	Dim

Zone de douleur

Début	Fin

Durée

Emplacement du corps	
Devant	Derrière
Gauche	Droite

Sévérité									
1	2	3	4	5	6	7	8	9	10

Début	Fin

Durée

Emplacement du corps	
Devant	Derrière
Gauche	Droite

Sévérité									
1	2	3	4	5	6	7	8	9	10

Début	Fin

Durée

Emplacement du corps	
Devant	Derrière
Gauche	Droite

Sévérité									
1	2	3	4	5	6	7	8	9	10

L'énergie
☆ ☆ ☆ ☆ ☆
Activité
☆ ☆ ☆ ☆ ☆
Sommeil
☆ ☆ ☆ ☆ ☆

Autres symptômes	Déclencheurs	Mesures d'aide

Commentaires

Livre de bord de la douleur

Data :-		Lun	Mar	Mer	Jeu	Ven	Sam	Dim

Zone de douleur

Début	Fin

Durée

Emplacement du corps

Devant	Derrière
Gauche	Droite

Sévérité
1	2	3	4	5	6	7	8	9	10

Début	Fin

Durée

Emplacement du corps

Devant	Derrière
Gauche	Droite

Sévérité
1	2	3	4	5	6	7	8	9	10

L'énergie
☆ ☆ ☆ ☆ ☆

Activité
☆ ☆ ☆ ☆ ☆

Sommeil
☆ ☆ ☆ ☆ ☆

Début	Fin

Durée

Emplacement du corps

Devant	Derrière
Gauche	Droite

Sévérité
1	2	3	4	5	6	7	8	9	10

Autres symptômes	Déclencheurs	Mesures d'aide

Commentaires

Livre de bord de la douleur

| Data :- | | Lun | Mar | Mer | Jeu | Ven | Sam | Dim |

Zone de douleur

Début	Fin

Durée

Emplacement du corps

Devant	Derrière
Gauche	Droite

Sévérité
| 1 | 2 | 3 | 4 | 5 | 6 | 7 | 8 | 9 | 10 |

Début	Fin

Durée

Emplacement du corps

Devant	Derrière
Gauche	Droite

Sévérité
| 1 | 2 | 3 | 4 | 5 | 6 | 7 | 8 | 9 | 10 |

Début	Fin

Durée

Emplacement du corps

Devant	Derrière
Gauche	Droite

Sévérité
| 1 | 2 | 3 | 4 | 5 | 6 | 7 | 8 | 9 | 10 |

L'énergie
☆ ☆ ☆ ☆ ☆

Activité
☆ ☆ ☆ ☆ ☆

Sommeil
☆ ☆ ☆ ☆ ☆

Autres symptômes	Déclencheurs	Mesures d'aide

Commentaires

Livre de bord de la douleur

Data :-		Lun	Mar	Mer	Jeu	Ven	Sam	Dim

Zone de douleur

Début | Fin

Durée

Emplacement du corps

Devant | Derrière
Gauche | Droite

Sévérité
| 1 | 2 | 3 | 4 | 5 | 6 | 7 | 8 | 9 | 10 |

Début | Fin

Durée

Emplacement du corps

Devant | Derrière
Gauche | Droite

Sévérité
| 1 | 2 | 3 | 4 | 5 | 6 | 7 | 8 | 9 | 10 |

Début | Fin

Durée

Emplacement du corps

Devant | Derrière
Gauche | Droite

Sévérité
| 1 | 2 | 3 | 4 | 5 | 6 | 7 | 8 | 9 | 10 |

L'énergie
☆ ☆ ☆ ☆ ☆

Activité
☆ ☆ ☆ ☆ ☆

Sommeil
☆ ☆ ☆ ☆ ☆

Autres symptômes	Déclencheurs	Mesures d'aide

Commentaires

Livre de bord de la douleur

Data :-		Lun	Mar	Mer	Jeu	Ven	Sam	Dim

Zone de douleur

Début	Fin		Emplacement du corps	
Durée			Devant	Derrière
			Gauche	Droite

Sévérité									
1	2	3	4	5	6	7	8	9	10

Début	Fin		Emplacement du corps	
Durée			Devant	Derrière
			Gauche	Droite

Sévérité									
1	2	3	4	5	6	7	8	9	10

Début	Fin		Emplacement du corps	
Durée			Devant	Derrière
			Gauche	Droite

Sévérité									
1	2	3	4	5	6	7	8	9	10

L'énergie
☆ ☆ ☆ ☆ ☆

Activité
☆ ☆ ☆ ☆ ☆

Sommeil
☆ ☆ ☆ ☆ ☆

Autres symptômes	Déclencheurs	Mesures d'aide

Commentaires

Livre de bord de la douleur

Data :-		Lun	Mar	Mer	Jeu	Ven	Sam	Dim

Zone de douleur

Début	Fin

Durée

Emplacement du corps

Devant	Derrière
Gauche	Droite

Sévérité										
1	2	3	4	5	6	7	8	9	10

Début	Fin

Durée

Emplacement du corps

Devant	Derrière
Gauche	Droite

Sévérité										
1	2	3	4	5	6	7	8	9	10

L'énergie
☆ ☆ ☆ ☆ ☆

Activité
☆ ☆ ☆ ☆ ☆

Sommeil
☆ ☆ ☆ ☆ ☆

Début	Fin

Durée

Emplacement du corps

Devant	Derrière
Gauche	Droite

Sévérité										
1	2	3	4	5	6	7	8	9	10

Autres symptômes	Déclencheurs	Mesures d'aide

Commentaires

Livre de bord de la douleur

Data :-		Lun	Mar	Mer	Jeu	Ven	Sam	Dim

Zone de douleur

Début	Fin

Durée

Emplacement du corps
Devant	Derrière
Gauche	Droite

Sévérité									
1	2	3	4	5	6	7	8	9	10

Début	Fin

Durée

Emplacement du corps
Devant	Derrière
Gauche	Droite

Sévérité									
1	2	3	4	5	6	7	8	9	10

Début	Fin

Durée

Emplacement du corps
Devant	Derrière
Gauche	Droite

Sévérité									
1	2	3	4	5	6	7	8	9	10

L'énergie
☆ ☆ ☆ ☆ ☆

Activité
☆ ☆ ☆ ☆ ☆

Sommeil
☆ ☆ ☆ ☆ ☆

Autres symptômes	Déclencheurs	Mesures d'aide

Commentaires

Livre de bord de la douleur

Data :-	Lun	Mar	Mer	Jeu	Ven	Sam	Dim

Zone de douleur

Début	Fin

Durée

Emplacement du corps

Devant	Derrière
Gauche	Droite

Sévérité

1	2	3	4	5	6	7	8	9	10

Début	Fin

Durée

Emplacement du corps

Devant	Derrière
Gauche	Droite

Sévérité

1	2	3	4	5	6	7	8	9	10

Début	Fin

Durée

Emplacement du corps

Devant	Derrière
Gauche	Droite

Sévérité

1	2	3	4	5	6	7	8	9	10

L'énergie
☆ ☆ ☆ ☆ ☆

Activité
☆ ☆ ☆ ☆ ☆

Sommeil
☆ ☆ ☆ ☆ ☆

Autres symptômes	Déclencheurs	Mesures d'aide

Commentaires

Livre de bord de la douleur

Data :-	Lun	Mar	Mer	Jeu	Ven	Sam	Dim

Zone de douleur

Début	Fin

Durée

Emplacement du corps

Devant	Derrière
Gauche	Droite

Sévérité										
1	2	3	4	5	6	7	8	9	10	

Début	Fin

Durée

Emplacement du corps

Devant	Derrière
Gauche	Droite

Sévérité										
1	2	3	4	5	6	7	8	9	10	

Début	Fin

Durée

Emplacement du corps

Devant	Derrière
Gauche	Droite

Sévérité										
1	2	3	4	5	6	7	8	9	10	

L'énergie
☆ ☆ ☆ ☆ ☆

Activité
☆ ☆ ☆ ☆ ☆

Sommeil
☆ ☆ ☆ ☆ ☆

Autres symptômes	Déclencheurs	Mesures d'aide

Commentaires

Livre de bord de la douleur

Data :-		Lun	Mar	Mer	Jeu	Ven	Sam	Dim

Zone de douleur

Début	Fin

Durée

Emplacement du corps
Devant	Derrière
Gauche	Droite

Sévérité									
1	2	3	4	5	6	7	8	9	10

Début	Fin

Durée

Emplacement du corps
Devant	Derrière
Gauche	Droite

Sévérité									
1	2	3	4	5	6	7	8	9	10

Début	Fin

Durée

Emplacement du corps
Devant	Derrière
Gauche	Droite

Sévérité									
1	2	3	4	5	6	7	8	9	10

L'énergie
☆ ☆ ☆ ☆ ☆

Activité
☆ ☆ ☆ ☆ ☆

Sommeil
☆ ☆ ☆ ☆ ☆

Autres symptômes	Déclencheurs	Mesures d'aide

Commentaires

Livre de bord de la douleur

Data :-		Lun	Mar	Mer	Jeu	Ven	Sam	Dim

Zone de douleur

Début	Fin

Durée

Emplacement du corps

Devant	Derrière
Gauche	Droite

Sévérité
1	2	3	4	5	6	7	8	9	10

Début	Fin

Durée

Emplacement du corps

Devant	Derrière
Gauche	Droite

Sévérité
1	2	3	4	5	6	7	8	9	10

L'énergie
☆ ☆ ☆ ☆ ☆

Activité
☆ ☆ ☆ ☆ ☆

Sommeil
☆ ☆ ☆ ☆ ☆

Début	Fin

Durée

Emplacement du corps

Devant	Derrière
Gauche	Droite

Sévérité
1	2	3	4	5	6	7	8	9	10

Autres symptômes	Déclencheurs	Mesures d'aide

Commentaires

Livre de bord de la douleur

Data :-		Lun	Mar	Mer	Jeu	Ven	Sam	Dim

Zone de douleur

Début	Fin

Durée

Emplacement du corps
Devant	Derrière
Gauche	Droite

Sévérité
1	2	3	4	5	6	7	8	9	10

Début	Fin

Durée

Emplacement du corps
Devant	Derrière
Gauche	Droite

Sévérité
1	2	3	4	5	6	7	8	9	10

L'énergie
☆ ☆ ☆ ☆ ☆

Activité
☆ ☆ ☆ ☆ ☆

Sommeil
☆ ☆ ☆ ☆ ☆

Début	Fin

Durée

Emplacement du corps
Devant	Derrière
Gauche	Droite

Sévérité
1	2	3	4	5	6	7	8	9	10

Autres symptômes	Déclencheurs	Mesures d'aide

Commentaires

Livre de bord de la douleur

Data :-		Lun	Mar	Mer	Jeu	Ven	Sam	Dim

Zone de douleur

Début	Fin

Durée

Emplacement du corps

Devant	Derrière
Gauche	Droite

Sévérité									
1	2	3	4	5	6	7	8	9	10

Début	Fin

Durée

Emplacement du corps

Devant	Derrière
Gauche	Droite

Sévérité									
1	2	3	4	5	6	7	8	9	10

Début	Fin

Durée

Emplacement du corps

Devant	Derrière
Gauche	Droite

Sévérité									
1	2	3	4	5	6	7	8	9	10

L'énergie
☆ ☆ ☆ ☆

Activité
☆ ☆ ☆ ☆

Sommeil
☆ ☆ ☆ ☆

Autres symptômes	Déclencheurs	Mesures d'aide

Commentaires

Livre de bord de la douleur

Data :-		Lun	Mar	Mer	Jeu	Ven	Sam	Dim

Zone de douleur

Début	Fin

Durée

Emplacement du corps	
Devant	Derrière
Gauche	Droite

Sévérité									
1	2	3	4	5	6	7	8	9	10

Début	Fin

Durée

Emplacement du corps	
Devant	Derrière
Gauche	Droite

Sévérité									
1	2	3	4	5	6	7	8	9	10

L'énergie
☆ ☆ ☆ ☆ ☆

Activité
☆ ☆ ☆ ☆ ☆

Sommeil
☆ ☆ ☆ ☆ ☆

Début	Fin

Durée

Emplacement du corps	
Devant	Derrière
Gauche	Droite

Sévérité									
1	2	3	4	5	6	7	8	9	10

Autres symptômes	Déclencheurs	Mesures d'aide

Commentaires

Livre de bord de la douleur

Data :-		Lun	Mar	Mer	Jeu	Ven	Sam	Dim

Zone de douleur

Début	Fin

Durée

Emplacement du corps

Devant	Derrière
Gauche	Droite

Sévérité										
1	2	3	4	5	6	7	8	9	10

Début	Fin

Durée

Emplacement du corps

Devant	Derrière
Gauche	Droite

Sévérité										
1	2	3	4	5	6	7	8	9	10

Début	Fin

Durée

Emplacement du corps

Devant	Derrière
Gauche	Droite

Sévérité										
1	2	3	4	5	6	7	8	9	10

L'énergie
☆ ☆ ☆ ☆ ☆

Activité
☆ ☆ ☆ ☆ ☆

Sommeil
☆ ☆ ☆ ☆ ☆

Autres symptômes	Déclencheurs	Mesures d'aide

Commentaires

Livre de bord de la douleur

Data :-		Lun	Mar	Mer	Jeu	Ven	Sam	Dim

Zone de douleur

Début	Fin

Durée

Emplacement du corps

Devant	Derrière
Gauche	Droite

Sévérité
1	2	3	4	5	6	7	8	9	10

Début	Fin

Durée

Emplacement du corps

Devant	Derrière
Gauche	Droite

Sévérité
1	2	3	4	5	6	7	8	9	10

Début	Fin

Durée

Emplacement du corps

Devant	Derrière
Gauche	Droite

Sévérité
1	2	3	4	5	6	7	8	9	10

L'énergie
☆ ☆ ☆ ☆ ☆

Activité
☆ ☆ ☆ ☆ ☆

Sommeil
☆ ☆ ☆ ☆ ☆

Autres symptômes	Déclencheurs	Mesures d'aide

Commentaires

Livre de bord de la douleur

Data :-		Lun	Mar	Mer	Jeu	Ven	Sam	Dim

Zone de douleur

Début	Fin

Durée

Emplacement du corps
Devant	Derrière
Gauche	Droite

Sévérité										
1	2	3	4	5	6	7	8	9	10

Début	Fin

Durée

Emplacement du corps
Devant	Derrière
Gauche	Droite

Sévérité										
1	2	3	4	5	6	7	8	9	10

Début	Fin

Durée

Emplacement du corps
Devant	Derrière
Gauche	Droite

Sévérité										
1	2	3	4	5	6	7	8	9	10

L'énergie
☆ ☆ ☆ ☆ ☆

Activité
☆ ☆ ☆ ☆ ☆

Sommeil
☆ ☆ ☆ ☆ ☆

Autres symptômes	Déclencheurs	Mesures d'aide

Commentaires

Livre de bord de la douleur

Data :-		Lun	Mar	Mer	Jeu	Ven	Sam	Dim

Zone de douleur

Début	Fin

Durée

Emplacement du corps

Devant	Derrière
Gauche	Droite

Sévérité
1	2	3	4	5	6	7	8	9	10

Début	Fin

Durée

Emplacement du corps

Devant	Derrière
Gauche	Droite

Sévérité
1	2	3	4	5	6	7	8	9	10

L'énergie
☆ ☆ ☆ ☆ ☆

Activité
☆ ☆ ☆ ☆ ☆

Sommeil
☆ ☆ ☆ ☆ ☆

Début	Fin

Durée

Emplacement du corps

Devant	Derrière
Gauche	Droite

Sévérité
1	2	3	4	5	6	7	8	9	10

Autres symptômes	Déclencheurs	Mesures d'aide

Commentaires

Livre de bord de la douleur

Data :-		Lun	Mar	Mer	Jeu	Ven	Sam	Dim

Zone de douleur

Début	Fin	Emplacement du corps
Durée || Devant	Derrière
|| Gauche	Droite

Sévérité									
1	2	3	4	5	6	7	8	9	10

Début	Fin	Emplacement du corps
Durée || Devant	Derrière
|| Gauche	Droite

Sévérité									
1	2	3	4	5	6	7	8	9	10

Début	Fin	Emplacement du corps
Durée || Devant	Derrière
|| Gauche	Droite

Sévérité									
1	2	3	4	5	6	7	8	9	10

L'énergie
☆ ☆ ☆ ☆ ☆

Activité
☆ ☆ ☆ ☆ ☆

Sommeil
☆ ☆ ☆ ☆ ☆

Autres symptômes	Déclencheurs	Mesures d'aide

Commentaires

Livre de bord de la douleur

Data :-	Lun	Mar	Mer	Jeu	Ven	Sam	Dim

Zone de douleur

Début	Fin

Durée

Emplacement du corps

Devant	Derrière
Gauche	Droite

Sévérité
1	2	3	4	5	6	7	8	9	10

Début	Fin

Durée

Emplacement du corps

Devant	Derrière
Gauche	Droite

Sévérité
1	2	3	4	5	6	7	8	9	10

L'énergie
☆ ☆ ☆ ☆ ☆

Activité
☆ ☆ ☆ ☆ ☆

Sommeil
☆ ☆ ☆ ☆ ☆

Début	Fin

Durée

Emplacement du corps

Devant	Derrière
Gauche	Droite

Sévérité
1	2	3	4	5	6	7	8	9	10

Autres symptômes	Déclencheurs	Mesures d'aide

Commentaires

Livre de bord de la douleur

Data :-		Lun	Mar	Mer	Jeu	Ven	Sam	Dim

Zone de douleur

Début	Fin

Durée

Emplacement du corps

Devant	Derrière
Gauche	Droite

Sévérité										
1	2	3	4	5	6	7	8	9	10

Début	Fin

Durée

Emplacement du corps

Devant	Derrière
Gauche	Droite

Sévérité										
1	2	3	4	5	6	7	8	9	10

Début	Fin

Durée

Emplacement du corps

Devant	Derrière
Gauche	Droite

Sévérité										
1	2	3	4	5	6	7	8	9	10

L'énergie
☆ ☆ ☆ ☆ ☆

Activité
☆ ☆ ☆ ☆ ☆

Sommeil
☆ ☆ ☆ ☆ ☆

Autres symptômes	Déclencheurs	Mesures d'aide

Commentaires

Livre de bord de la douleur

Data :-		Lun	Mar	Mer	Jeu	Ven	Sam	Dim

Zone de douleur

Début	Fin

Durée

Emplacement du corps

Devant	Derrière
Gauche	Droite

Sévérité
1	2	3	4	5	6	7	8	9	10

Début	Fin

Durée

Emplacement du corps

Devant	Derrière
Gauche	Droite

Sévérité
1	2	3	4	5	6	7	8	9	10

Début	Fin

Durée

Emplacement du corps

Devant	Derrière
Gauche	Droite

Sévérité
1	2	3	4	5	6	7	8	9	10

L'énergie
☆ ☆ ☆ ☆ ☆

Activité
☆ ☆ ☆ ☆ ☆

Sommeil
☆ ☆ ☆ ☆ ☆

Autres symptômes	Déclencheurs	Mesures d'aide

Commentaires

Livre de bord de la douleur

Data :-		Lun	Mar	Mer	Jeu	Ven	Sam	Dim

Zone de douleur

Début	Fin

Durée

Emplacement du corps

Devant	Derrière
Gauche	Droite

Sévérité
1	2	3	4	5	6	7	8	9	10

Début	Fin

Durée

Emplacement du corps

Devant	Derrière
Gauche	Droite

Sévérité
1	2	3	4	5	6	7	8	9	10

L'énergie
☆ ☆ ☆ ☆ ☆

Activité
☆ ☆ ☆ ☆ ☆

Sommeil
☆ ☆ ☆ ☆ ☆

Début	Fin

Durée

Emplacement du corps

Devant	Derrière
Gauche	Droite

Sévérité
1	2	3	4	5	6	7	8	9	10

Autres symptômes	Déclencheurs	Mesures d'aide

Commentaires

Livre de bord de la douleur

Data :-		Lun	Mar	Mer	Jeu	Ven	Sam	Dim

Zone de douleur

Début	Fin

Durée

Emplacement du corps
Devant	Derrière
Gauche	Droite

Sévérité									
1	2	3	4	5	6	7	8	9	10

Début	Fin

Durée

Emplacement du corps
Devant	Derrière
Gauche	Droite

Sévérité									
1	2	3	4	5	6	7	8	9	10

Début	Fin

Durée

Emplacement du corps
Devant	Derrière
Gauche	Droite

Sévérité									
1	2	3	4	5	6	7	8	9	10

L'énergie
☆ ☆ ☆ ☆ ☆

Activité
☆ ☆ ☆ ☆ ☆

Sommeil
☆ ☆ ☆ ☆ ☆

Autres symptômes	Déclencheurs	Mesures d'aide

Commentaires

Livre de bord de la douleur

Data :-	Lun	Mar	Mer	Jeu	Ven	Sam	Dim

Zone de douleur

Début	Fin

Durée

Emplacement du corps		
Devant	Derrière	
Gauche	Droite	

Sévérité									
1	2	3	4	5	6	7	8	9	10

Début	Fin

Durée

Emplacement du corps		
Devant	Derrière	
Gauche	Droite	

Sévérité									
1	2	3	4	5	6	7	8	9	10

Début	Fin

Durée

Emplacement du corps		
Devant	Derrière	
Gauche	Droite	

Sévérité									
1	2	3	4	5	6	7	8	9	10

L'énergie
☆ ☆ ☆ ☆

Activité
☆ ☆ ☆ ☆

Sommeil
☆ ☆ ☆ ☆

Autres symptômes	Déclencheurs	Mesures d'aide

Commentaires

Livre de bord de la douleur

Data :-		Lun	Mar	Mer	Jeu	Ven	Sam	Dim

Zone de douleur

Début / Fin

Durée

Emplacement du corps

Devant	Derrière
Gauche	Droite

Sévérité
1	2	3	4	5	6	7	8	9	10

Début / Fin

Durée

Emplacement du corps

Devant	Derrière
Gauche	Droite

Sévérité
1	2	3	4	5	6	7	8	9	10

L'énergie
☆ ☆ ☆ ☆ ☆

Activité
☆ ☆ ☆ ☆ ☆

Sommeil
☆ ☆ ☆ ☆ ☆

Début / Fin

Durée

Emplacement du corps

Devant	Derrière
Gauche	Droite

Sévérité
1	2	3	4	5	6	7	8	9	10

Autres symptômes	Déclencheurs	Mesures d'aide

Commentaires

Livre de bord de la douleur

Data :-		Lun	Mar	Mer	Jeu	Ven	Sam	Dim

Zone de douleur

Début	Fin		Emplacement du corps	
Durée			Devant	Derrière
			Gauche	Droite

Sévérité									
1	2	3	4	5	6	7	8	9	10

Début	Fin		Emplacement du corps	
Durée			Devant	Derrière
			Gauche	Droite

Sévérité									
1	2	3	4	5	6	7	8	9	10

Début	Fin		Emplacement du corps	
Durée			Devant	Derrière
			Gauche	Droite

Sévérité									
1	2	3	4	5	6	7	8	9	10

L'énergie
☆ ☆ ☆ ☆ ☆

Activité
☆ ☆ ☆ ☆ ☆

Sommeil
☆ ☆ ☆ ☆ ☆

Autres symptômes	Déclencheurs	Mesures d'aide

Commentaires

Livre de bord de la douleur

| Data :- | | Lun | Mar | Mer | Jeu | Ven | Sam | Dim |

Zone de douleur

Début	Fin

Durée

Emplacement du corps

Devant	Derrière
Gauche	Droite

Sévérité

| 1 | 2 | 3 | 4 | 5 | 6 | 7 | 8 | 9 | 10 |

Début	Fin

Durée

Emplacement du corps

Devant	Derrière
Gauche	Droite

Sévérité

| 1 | 2 | 3 | 4 | 5 | 6 | 7 | 8 | 9 | 10 |

Début	Fin

Durée

Emplacement du corps

Devant	Derrière
Gauche	Droite

Sévérité

| 1 | 2 | 3 | 4 | 5 | 6 | 7 | 8 | 9 | 10 |

L'énergie
☆ ☆ ☆ ☆ ☆

Activité
☆ ☆ ☆ ☆ ☆

Sommeil
☆ ☆ ☆ ☆ ☆

Autres symptômes	Déclencheurs	Mesures d'aide

Commentaires

Livre de bord de la douleur

Data :-		Lun	Mar	Mer	Jeu	Ven	Sam	Dim

Zone de douleur

Début	Fin		Emplacement du corps	
			Devant	Derrière
Durée			Gauche	Droite

Sévérité
1	2	3	4	5	6	7	8	9	10

Début	Fin		Emplacement du corps	
			Devant	Derrière
Durée			Gauche	Droite

Sévérité
1	2	3	4	5	6	7	8	9	10

Début	Fin		Emplacement du corps	
			Devant	Derrière
Durée			Gauche	Droite

Sévérité
1	2	3	4	5	6	7	8	9	10

L'énergie
☆ ☆ ☆ ☆ ☆

Activité
☆ ☆ ☆ ☆ ☆

Sommeil
☆ ☆ ☆ ☆ ☆

Autres symptômes	Déclencheurs	Mesures d'aide

Commentaires

Livre de bord de la douleur

Data :-		Lun	Mar	Mer	Jeu	Ven	Sam	Dim

Zone de douleur

Début	Fin

Durée

Emplacement du corps

Devant	Derrière
Gauche	Droite

Sévérité										
1	2	3	4	5	6	7	8	9	10	

Début	Fin

Durée

Emplacement du corps

Devant	Derrière
Gauche	Droite

Sévérité										
1	2	3	4	5	6	7	8	9	10	

L'énergie
☆ ☆ ☆ ☆ ☆

Activité
☆ ☆ ☆ ☆ ☆

Sommeil
☆ ☆ ☆ ☆ ☆

Début	Fin

Durée

Emplacement du corps

Devant	Derrière
Gauche	Droite

Sévérité										
1	2	3	4	5	6	7	8	9	10	

Autres symptômes	Déclencheurs	Mesures d'aide

Commentaires

Livre de bord de la douleur

Data :-		Lun	Mar	Mer	Jeu	Ven	Sam	Dim

Zone de douleur

Début	Fin

Durée

Emplacement du corps

Devant	Derrière
Gauche	Droite

Sévérité									
1	2	3	4	5	6	7	8	9	10

Début	Fin

Durée

Emplacement du corps

Devant	Derrière
Gauche	Droite

Sévérité									
1	2	3	4	5	6	7	8	9	10

Début	Fin

Durée

Emplacement du corps

Devant	Derrière
Gauche	Droite

Sévérité									
1	2	3	4	5	6	7	8	9	10

L'énergie
☆ ☆ ☆ ☆ ☆

Activité
☆ ☆ ☆ ☆ ☆

Sommeil
☆ ☆ ☆ ☆ ☆

Autres symptômes	Déclencheurs	Mesures d'aide

Commentaires

Livre de bord de la douleur

Data :-		Lun	Mar	Mer	Jeu	Ven	Sam	Dim

Zone de douleur

Début	Fin

Durée

Emplacement du corps

Devant	Derrière
Gauche	Droite

Sévérité
1	2	3	4	5	6	7	8	9	10

Début	Fin

Durée

Emplacement du corps

Devant	Derrière
Gauche	Droite

Sévérité
1	2	3	4	5	6	7	8	9	10

Début	Fin

Durée

Emplacement du corps

Devant	Derrière
Gauche	Droite

Sévérité
1	2	3	4	5	6	7	8	9	10

L'énergie
☆ ☆ ☆ ☆ ☆

Activité
☆ ☆ ☆ ☆ ☆

Sommeil
☆ ☆ ☆ ☆ ☆

Autres symptômes	Déclencheurs	Mesures d'aide

Commentaires

Livre de bord de la douleur

| Data :- | | Lun | Mar | Mer | Jeu | Ven | Sam | Dim |

Zone de douleur

Début	Fin		Emplacement du corps	
			Devant	Derrière
Durée			Gauche	Droite

Sévérité
| 1 | 2 | 3 | 4 | 5 | 6 | 7 | 8 | 9 | 10 |

Début	Fin		Emplacement du corps	
			Devant	Derrière
Durée			Gauche	Droite

Sévérité
| 1 | 2 | 3 | 4 | 5 | 6 | 7 | 8 | 9 | 10 |

Début	Fin		Emplacement du corps	
			Devant	Derrière
Durée			Gauche	Droite

Sévérité
| 1 | 2 | 3 | 4 | 5 | 6 | 7 | 8 | 9 | 10 |

L'énergie
☆ ☆ ☆ ☆ ☆

Activité
☆ ☆ ☆ ☆ ☆

Sommeil
☆ ☆ ☆ ☆ ☆

Autres symptômes	Déclencheurs	Mesures d'aide

Commentaires

Livre de bord de la douleur

Data :-		Lun	Mar	Mer	Jeu	Ven	Sam	Dim

Zone de douleur

Début	Fin

Durée

Emplacement du corps

Devant	Derrière
Gauche	Droite

Sévérité

1	2	3	4	5	6	7	8	9	10

Début	Fin

Durée

Emplacement du corps

Devant	Derrière
Gauche	Droite

Sévérité

1	2	3	4	5	6	7	8	9	10

L'énergie
☆ ☆ ☆ ☆ ☆

Activité
☆ ☆ ☆ ☆ ☆

Sommeil
☆ ☆ ☆ ☆ ☆

Début	Fin

Durée

Emplacement du corps

Devant	Derrière
Gauche	Droite

Sévérité

1	2	3	4	5	6	7	8	9	10

Autres symptômes	Déclencheurs	Mesures d'aide

Commentaires

Livre de bord de la douleur

Data :-		Lun	Mar	Mer	Jeu	Ven	Sam	Dim

Zone de douleur

Début	Fin

Durée

Emplacement du corps

Devant	Derrière
Gauche	Droite

Sévérité										
1	2	3	4	5	6	7	8	9	10	

Début	Fin

Durée

Emplacement du corps

Devant	Derrière
Gauche	Droite

Sévérité										
1	2	3	4	5	6	7	8	9	10	

L'énergie
☆ ☆ ☆ ☆ ☆

Activité
☆ ☆ ☆ ☆ ☆

Sommeil
☆ ☆ ☆ ☆ ☆

Début	Fin

Durée

Emplacement du corps

Devant	Derrière
Gauche	Droite

Sévérité										
1	2	3	4	5	6	7	8	9	10	

Autres symptômes	Déclencheurs	Mesures d'aide

Commentaires

Livre de bord de la douleur

Data :-	Lun	Mar	Mer	Jeu	Ven	Sam	Dim

Zone de douleur

Début	Fin

Durée

Emplacement du corps

Devant	Derrière
Gauche	Droite

Sévérité
1	2	3	4	5	6	7	8	9	10

Début	Fin

Durée

Emplacement du corps

Devant	Derrière
Gauche	Droite

Sévérité
1	2	3	4	5	6	7	8	9	10

Début	Fin

Durée

Emplacement du corps

Devant	Derrière
Gauche	Droite

Sévérité
1	2	3	4	5	6	7	8	9	10

L'énergie
☆ ☆ ☆ ☆ ☆

Activité
☆ ☆ ☆ ☆ ☆

Sommeil
☆ ☆ ☆ ☆ ☆

Autres symptômes	Déclencheurs	Mesures d'aide

Commentaires

Livre de bord de la douleur

Data :-		Lun	Mar	Mer	Jeu	Ven	Sam	Dim

Zone de douleur

Début	Fin
Durée	

Emplacement du corps	
Devant	Derrière
Gauche	Droite

Sévérité										
1	2	3	4	5	6	7	8	9	10

Début	Fin
Durée	

Emplacement du corps	
Devant	Derrière
Gauche	Droite

Sévérité										
1	2	3	4	5	6	7	8	9	10

L'énergie
☆ ☆ ☆ ☆ ☆

Activité
☆ ☆ ☆ ☆ ☆

Sommeil
☆ ☆ ☆ ☆ ☆

Début	Fin
Durée	

Emplacement du corps	
Devant	Derrière
Gauche	Droite

Sévérité										
1	2	3	4	5	6	7	8	9	10

Autres symptômes	Déclencheurs	Mesures d'aide

Commentaires

Livre de bord de la douleur

Data :-		Lun	Mar	Mer	Jeu	Ven	Sam	Dim

Zone de douleur

Début	Fin

Durée

Emplacement du corps
Devant	Derrière
Gauche	Droite

Sévérité										
1	2	3	4	5	6	7	8	9	10

Début	Fin

Durée

Emplacement du corps
Devant	Derrière
Gauche	Droite

Sévérité										
1	2	3	4	5	6	7	8	9	10

L'énergie
☆ ☆ ☆ ☆ ☆

Activité
☆ ☆ ☆ ☆ ☆

Sommeil
☆ ☆ ☆ ☆ ☆

Début	Fin

Durée

Emplacement du corps
Devant	Derrière
Gauche	Droite

Sévérité										
1	2	3	4	5	6	7	8	9	10

Autres symptômes	Déclencheurs	Mesures d'aide

Commentaires

Livre de bord de la douleur

Data :-		Lun	Mar	Mer	Jeu	Ven	Sam	Dim

Zone de douleur

Début	Fin	Emplacement du corps	
Durée		Devant	Derrière
		Gauche	Droite

Sévérité									
1	2	3	4	5	6	7	8	9	10

Début	Fin	Emplacement du corps	
Durée		Devant	Derrière
		Gauche	Droite

Sévérité									
1	2	3	4	5	6	7	8	9	10

Début	Fin	Emplacement du corps	
Durée		Devant	Derrière
		Gauche	Droite

Sévérité									
1	2	3	4	5	6	7	8	9	10

L'énergie
☆ ☆ ☆ ☆ ☆

Activité
☆ ☆ ☆ ☆ ☆

Sommeil
☆ ☆ ☆ ☆ ☆

Autres symptômes	Déclencheurs	Mesures d'aide

Commentaires

Livre de bord de la douleur

Data :-		Lun	Mar	Mer	Jeu	Ven	Sam	Dim

Zone de douleur

Entrée 1

Début	Fin

Durée

Emplacement du corps

Devant	Derrière
Gauche	Droite

Sévérité

1	2	3	4	5	6	7	8	9	10

Entrée 2

Début	Fin

Durée

Emplacement du corps

Devant	Derrière
Gauche	Droite

Sévérité

1	2	3	4	5	6	7	8	9	10

Entrée 3

Début	Fin

Durée

Emplacement du corps

Devant	Derrière
Gauche	Droite

Sévérité

1	2	3	4	5	6	7	8	9	10

L'énergie
☆ ☆ ☆ ☆ ☆

Activité
☆ ☆ ☆ ☆ ☆

Sommeil
☆ ☆ ☆ ☆ ☆

Autres symptômes	Déclencheurs	Mesures d'aide

Commentaires

Livre de bord de la douleur

Data :-		Lun	Mar	Mer	Jeu	Ven	Sam	Dim

Zone de douleur

Début	Fin

Durée

Emplacement du corps

Devant	Derrière
Gauche	Droite

Sévérité
1	2	3	4	5	6	7	8	9	10

Début	Fin

Durée

Emplacement du corps

Devant	Derrière
Gauche	Droite

Sévérité
1	2	3	4	5	6	7	8	9	10

L'énergie
☆ ☆ ☆ ☆

Activité
☆ ☆ ☆ ☆

Sommeil
☆ ☆ ☆ ☆

Début	Fin

Durée

Emplacement du corps

Devant	Derrière
Gauche	Droite

Sévérité
1	2	3	4	5	6	7	8	9	10

Autres symptômes	Déclencheurs	Mesures d'aide

Commentaires

Livre de bord de la douleur

Data :-	Lun	Mar	Mer	Jeu	Ven	Sam	Dim

Zone de douleur

Début	Fin

Durée

Emplacement du corps

Devant	Derrière
Gauche	Droite

Sévérité

1	2	3	4	5	6	7	8	9	10

Début	Fin

Durée

Emplacement du corps

Devant	Derrière
Gauche	Droite

Sévérité

1	2	3	4	5	6	7	8	9	10

Début	Fin

Durée

Emplacement du corps

Devant	Derrière
Gauche	Droite

Sévérité

1	2	3	4	5	6	7	8	9	10

L'énergie
☆ ☆ ☆ ☆ ☆

Activité
☆ ☆ ☆ ☆ ☆

Sommeil
☆ ☆ ☆ ☆ ☆

Autres symptômes	Déclencheurs	Mesures d'aide

Commentaires

Livre de bord de la douleur

Data :-		Lun	Mar	Mer	Jeu	Ven	Sam	Dim

Zone de douleur

Début	Fin

Durée

Emplacement du corps

Devant	Derrière
Gauche	Droite

Sévérité										
1	2	3	4	5	6	7	8	9	10

Début	Fin

Durée

Emplacement du corps

Devant	Derrière
Gauche	Droite

Sévérité										
1	2	3	4	5	6	7	8	9	10

Début	Fin

Durée

Emplacement du corps

Devant	Derrière
Gauche	Droite

Sévérité										
1	2	3	4	5	6	7	8	9	10

L'énergie
☆ ☆ ☆ ☆ ☆

Activité
☆ ☆ ☆ ☆ ☆

Sommeil
☆ ☆ ☆ ☆ ☆

Autres symptômes	Déclencheurs	Mesures d'aide

Commentaires

Livre de bord de la douleur

Data :-	Lun	Mar	Mer	Jeu	Ven	Sam	Dim

Zone de douleur

Début	Fin

Durée

Emplacement du corps
Devant	Derrière
Gauche	Droite

Sévérité
1	2	3	4	5	6	7	8	9	10

Début	Fin

Durée

Emplacement du corps
Devant	Derrière
Gauche	Droite

Sévérité
1	2	3	4	5	6	7	8	9	10

Début	Fin

Durée

Emplacement du corps
Devant	Derrière
Gauche	Droite

Sévérité
1	2	3	4	5	6	7	8	9	10

L'énergie
☆ ☆ ☆ ☆ ☆

Activité
☆ ☆ ☆ ☆ ☆

Sommeil
☆ ☆ ☆ ☆ ☆

Autres symptômes	Déclencheurs	Mesures d'aide

Commentaires

Livre de bord de la douleur

Data :-		Lun	Mar	Mer	Jeu	Ven	Sam	Dim

Zone de douleur

Début	Fin

Durée

Emplacement du corps
Devant	Derrière
Gauche	Droite

Sévérité									
1	2	3	4	5	6	7	8	9	10

Début	Fin

Durée

Emplacement du corps
Devant	Derrière
Gauche	Droite

Sévérité									
1	2	3	4	5	6	7	8	9	10

Début	Fin

Durée

Emplacement du corps
Devant	Derrière
Gauche	Droite

Sévérité									
1	2	3	4	5	6	7	8	9	10

L'énergie
☆ ☆ ☆ ☆ ☆
Activité
☆ ☆ ☆ ☆ ☆
Sommeil
☆ ☆ ☆ ☆ ☆

Autres symptômes	Déclencheurs	Mesures d'aide

Commentaires

Livre de bord de la douleur

Data :-		Lun	Mar	Mer	Jeu	Ven	Sam	Dim

Zone de douleur

Début	Fin

Durée

Emplacement du corps

Devant	Derrière
Gauche	Droite

Sévérité
1	2	3	4	5	6	7	8	9	10

Début	Fin

Durée

Emplacement du corps

Devant	Derrière
Gauche	Droite

Sévérité
1	2	3	4	5	6	7	8	9	10

L'énergie
☆ ☆ ☆ ☆ ☆

Activité
☆ ☆ ☆ ☆ ☆

Sommeil
☆ ☆ ☆ ☆ ☆

Début	Fin

Durée

Emplacement du corps

Devant	Derrière
Gauche	Droite

Sévérité
1	2	3	4	5	6	7	8	9	10

Autres symptômes	Déclencheurs	Mesures d'aide

Commentaires

Livre de bord de la douleur

Data :-		Lun	Mar	Mer	Jeu	Ven	Sam	Dim

Zone de douleur

Début	Fin

Durée

Emplacement du corps
Devant	Derrière
Gauche	Droite

Sévérité										
1	2	3	4	5	6	7	8	9	10

Début	Fin

Durée

Emplacement du corps
Devant	Derrière
Gauche	Droite

Sévérité										
1	2	3	4	5	6	7	8	9	10

L'énergie
☆ ☆ ☆ ☆

Activité
☆ ☆ ☆ ☆

Sommeil
☆ ☆ ☆ ☆

Début	Fin

Durée

Emplacement du corps
Devant	Derrière
Gauche	Droite

Sévérité										
1	2	3	4	5	6	7	8	9	10

Autres symptômes	Déclencheurs	Mesures d'aide

Commentaires

Livre de bord de la douleur

Data :-	Lun	Mar	Mer	Jeu	Ven	Sam	Dim

Zone de douleur

Début	Fin

Durée

Emplacement du corps

Devant	Derrière
Gauche	Droite

Sévérité										
1	2	3	4	5	6	7	8	9	10	

Début	Fin

Durée

Emplacement du corps

Devant	Derrière
Gauche	Droite

Sévérité										
1	2	3	4	5	6	7	8	9	10	

L'énergie
☆ ☆ ☆ ☆ ☆

Activité
☆ ☆ ☆ ☆ ☆

Sommeil
☆ ☆ ☆ ☆ ☆

Début	Fin

Durée

Emplacement du corps

Devant	Derrière
Gauche	Droite

Sévérité										
1	2	3	4	5	6	7	8	9	10	

Autres symptômes	Déclencheurs	Mesures d'aide

Commentaires

Livre de bord de la douleur

Data :-		Lun	Mar	Mer	Jeu	Ven	Sam	Dim

Zone de douleur

Début	Fin

Durée

Emplacement du corps

Devant	Derrière
Gauche	Droite

Sévérité									
1	2	3	4	5	6	7	8	9	10

Début	Fin

Durée

Emplacement du corps

Devant	Derrière
Gauche	Droite

Sévérité									
1	2	3	4	5	6	7	8	9	10

Début	Fin

Durée

Emplacement du corps

Devant	Derrière
Gauche	Droite

Sévérité									
1	2	3	4	5	6	7	8	9	10

L'énergie
☆ ☆ ☆ ☆ ☆

Activité
☆ ☆ ☆ ☆ ☆

Sommeil
☆ ☆ ☆ ☆ ☆

Autres symptômes	Déclencheurs	Mesures d'aide

Commentaires

Livre de bord de la douleur

Data :-	Lun	Mar	Mer	Jeu	Ven	Sam	Dim

Zone de douleur

Début	Fin

Durée

Emplacement du corps

Devant	Derrière
Gauche	Droite

Sévérité										
1	2	3	4	5	6	7	8	9	10

Début	Fin

Durée

Emplacement du corps

Devant	Derrière
Gauche	Droite

Sévérité										
1	2	3	4	5	6	7	8	9	10

Début	Fin

Durée

Emplacement du corps

Devant	Derrière
Gauche	Droite

Sévérité										
1	2	3	4	5	6	7	8	9	10

L'énergie
☆ ☆ ☆ ☆ ☆

Activité
☆ ☆ ☆ ☆ ☆

Sommeil
☆ ☆ ☆ ☆ ☆

Autres symptômes	Déclencheurs	Mesures d'aide

Commentaires

Livre de bord de la douleur

| Data :- | | Lun | Mar | Mer | Jeu | Ven | Sam | Dim |

Zone de douleur

Début	Fin

Durée

Emplacement du corps

Devant	Derrière
Gauche	Droite

Sévérité
| 1 | 2 | 3 | 4 | 5 | 6 | 7 | 8 | 9 | 10 |

Début	Fin

Durée

Emplacement du corps

Devant	Derrière
Gauche	Droite

Sévérité
| 1 | 2 | 3 | 4 | 5 | 6 | 7 | 8 | 9 | 10 |

Début	Fin

Durée

Emplacement du corps

Devant	Derrière
Gauche	Droite

Sévérité
| 1 | 2 | 3 | 4 | 5 | 6 | 7 | 8 | 9 | 10 |

L'énergie
☆ ☆ ☆ ☆ ☆

Activité
☆ ☆ ☆ ☆ ☆

Sommeil
☆ ☆ ☆ ☆ ☆

Autres symptômes	Déclencheurs	Mesures d'aide

Commentaires

Livre de bord de la douleur

Data :-		Lun	Mar	Mer	Jeu	Ven	Sam	Dim

Zone de douleur

Début	Fin		Emplacement du corps	
Durée			Devant	Derrière
			Gauche	Droite

Sévérité
1　2　3　4　5　6　7　8　9　10

Début	Fin		Emplacement du corps	
Durée			Devant	Derrière
			Gauche	Droite

Sévérité
1　2　3　4　5　6　7　8　9　10

L'énergie
☆ ☆ ☆ ☆ ☆

Activité
☆ ☆ ☆ ☆ ☆

Sommeil
☆ ☆ ☆ ☆ ☆

Début	Fin		Emplacement du corps	
Durée			Devant	Derrière
			Gauche	Droite

Sévérité
1　2　3　4　5　6　7　8　9　10

Autres symptômes	Déclencheurs	Mesures d'aide

Commentaires

Livre de bord de la douleur

Data :-		Lun	Mar	Mer	Jeu	Ven	Sam	Dim

Zone de douleur

Début	Fin	Emplacement du corps

Durée	Devant	Derrière
	Gauche	Droite

Sévérité
1	2	3	4	5	6	7	8	9	10

Début	Fin	Emplacement du corps

Durée	Devant	Derrière
	Gauche	Droite

Sévérité
1	2	3	4	5	6	7	8	9	10

Début	Fin	Emplacement du corps

Durée	Devant	Derrière
	Gauche	Droite

Sévérité
1	2	3	4	5	6	7	8	9	10

L'énergie
☆ ☆ ☆ ☆ ☆

Activité
☆ ☆ ☆ ☆ ☆

Sommeil
☆ ☆ ☆ ☆ ☆

Autres symptômes	Déclencheurs	Mesures d'aide

Commentaires

Livre de bord de la douleur

Data :-		Lun	Mar	Mer	Jeu	Ven	Sam	Dim

Zone de douleur

Début	Fin

Emplacement du corps

Durée

Devant	Derrière
Gauche	Droite

Sévérité										
1	2	3	4	5	6	7	8	9	10

Début	Fin

Emplacement du corps

Durée

Devant	Derrière
Gauche	Droite

Sévérité										
1	2	3	4	5	6	7	8	9	10

Début	Fin

Emplacement du corps

Durée

Devant	Derrière
Gauche	Droite

Sévérité										
1	2	3	4	5	6	7	8	9	10

L'énergie
☆ ☆ ☆ ☆ ☆

Activité
☆ ☆ ☆ ☆ ☆

Sommeil
☆ ☆ ☆ ☆ ☆

Autres symptômes	Déclencheurs	Mesures d'aide

Commentaires

Livre de bord de la douleur

Data :-		Lun	Mar	Mer	Jeu	Ven	Sam	Dim

Zone de douleur

Début	Fin

Durée

Emplacement du corps

Devant	Derrière
Gauche	Droite

Sévérité									
1	2	3	4	5	6	7	8	9	10

Début	Fin

Durée

Emplacement du corps

Devant	Derrière
Gauche	Droite

Sévérité									
1	2	3	4	5	6	7	8	9	10

Début	Fin

Durée

Emplacement du corps

Devant	Derrière
Gauche	Droite

Sévérité									
1	2	3	4	5	6	7	8	9	10

L'énergie
☆ ☆ ☆ ☆ ☆

Activité
☆ ☆ ☆ ☆ ☆

Sommeil
☆ ☆ ☆ ☆ ☆

Autres symptômes	Déclencheurs	Mesures d'aide

Commentaires

Livre de bord de la douleur

Data :-		Lun	Mar	Mer	Jeu	Ven	Sam	Dim

Zone de douleur

Début	Fin

Emplacement du corps

Durée	Devant	Derrière
	Gauche	Droite

Sévérité
1	2	3	4	5	6	7	8	9	10

Début	Fin

Emplacement du corps

Durée	Devant	Derrière
	Gauche	Droite

Sévérité
1	2	3	4	5	6	7	8	9	10

Début	Fin

Emplacement du corps

Durée	Devant	Derrière
	Gauche	Droite

Sévérité
1	2	3	4	5	6	7	8	9	10

L'énergie
☆ ☆ ☆ ☆ ☆

Activité
☆ ☆ ☆ ☆ ☆

Sommeil
☆ ☆ ☆ ☆ ☆

Autres symptômes	Déclencheurs	Mesures d'aide

Commentaires

Livre de bord de la douleur

| Data :- | | Lun | Mar | Mer | Jeu | Ven | Sam | Dim |

Zone de douleur

Début	Fin

Durée

Emplacement du corps

Devant	Derrière
Gauche	Droite

Sévérité									
1	2	3	4	5	6	7	8	9	10

Début	Fin

Durée

Emplacement du corps

Devant	Derrière
Gauche	Droite

Sévérité									
1	2	3	4	5	6	7	8	9	10

Début	Fin

Durée

Emplacement du corps

Devant	Derrière
Gauche	Droite

L'énergie
☆ ☆ ☆ ☆ ☆

Activité
☆ ☆ ☆ ☆ ☆

Sommeil
☆ ☆ ☆ ☆ ☆

Sévérité									
1	2	3	4	5	6	7	8	9	10

Autres symptômes	Déclencheurs	Mesures d'aide

Commentaires

Livre de bord de la douleur

Data :-		Lun	Mar	Mer	Jeu	Ven	Sam	Dim

Zone de douleur

Début	Fin

Durée

Emplacement du corps

Devant	Derrière
Gauche	Droite

Sévérité
1	2	3	4	5	6	7	8	9	10

Début	Fin

Durée

Emplacement du corps

Devant	Derrière
Gauche	Droite

Sévérité
1	2	3	4	5	6	7	8	9	10

L'énergie
☆ ☆ ☆ ☆ ☆

Activité
☆ ☆ ☆ ☆ ☆

Sommeil
☆ ☆ ☆ ☆ ☆

Début	Fin

Durée

Emplacement du corps

Devant	Derrière
Gauche	Droite

Sévérité
1	2	3	4	5	6	7	8	9	10

Autres symptômes	Déclencheurs	Mesures d'aide

Commentaires

Livre de bord de la douleur

Data :-	Lun	Mar	Mer	Jeu	Ven	Sam	Dim

Zone de douleur

Début	Fin

Durée

Emplacement du corps

Devant	Derrière
Gauche	Droite

Sévérité

1	2	3	4	5	6	7	8	9	10

Début	Fin

Durée

Emplacement du corps

Devant	Derrière
Gauche	Droite

Sévérité

1	2	3	4	5	6	7	8	9	10

L'énergie
☆ ☆ ☆ ☆ ☆

Activité
☆ ☆ ☆ ☆ ☆

Sommeil
☆ ☆ ☆ ☆ ☆

Début	Fin

Durée

Emplacement du corps

Devant	Derrière
Gauche	Droite

Sévérité

1	2	3	4	5	6	7	8	9	10

Autres symptômes	Déclencheurs	Mesures d'aide

Commentaires

Livre de bord de la douleur

Data :-	Lun	Mar	Mer	Jeu	Ven	Sam	Dim

Zone de douleur

Début	Fin

Emplacement du corps	
Devant	Derrière
Gauche	Droite

Durée

Sévérité
1	2	3	4	5	6	7	8	9	10

Début	Fin

Emplacement du corps	
Devant	Derrière
Gauche	Droite

Durée

Sévérité
1	2	3	4	5	6	7	8	9	10

L'énergie
☆ ☆ ☆ ☆ ☆

Activité
☆ ☆ ☆ ☆ ☆

Début	Fin

Emplacement du corps	
Devant	Derrière
Gauche	Droite

Durée

Sommeil
☆ ☆ ☆ ☆ ☆

Sévérité
1	2	3	4	5	6	7	8	9	10

Autres symptômes	Déclencheurs	Mesures d'aide

Commentaires

Livre de bord de la douleur

Data :-		Lun	Mar	Mer	Jeu	Ven	Sam	Dim

Zone de douleur

Début	Fin

Durée

Emplacement du corps

Devant	Derrière
Gauche	Droite

Sévérité									
1	2	3	4	5	6	7	8	9	10

Début	Fin

Durée

Emplacement du corps

Devant	Derrière
Gauche	Droite

Sévérité									
1	2	3	4	5	6	7	8	9	10

Début	Fin

Durée

Emplacement du corps

Devant	Derrière
Gauche	Droite

Sévérité									
1	2	3	4	5	6	7	8	9	10

L'énergie
☆ ☆ ☆ ☆ ☆

Activité
☆ ☆ ☆ ☆ ☆

Sommeil
☆ ☆ ☆ ☆ ☆

Autres symptômes	Déclencheurs	Mesures d'aide

Commentaires

Livre de bord de la douleur

Data :-		Lun	Mar	Mer	Jeu	Ven	Sam	Dim

Zone de douleur

Début	Fin

Durée

Emplacement du corps

Devant	Derrière
Gauche	Droite

Sévérité										
1	2	3	4	5	6	7	8	9	10

Début	Fin

Durée

Emplacement du corps

Devant	Derrière
Gauche	Droite

Sévérité										
1	2	3	4	5	6	7	8	9	10

Début	Fin

Durée

Emplacement du corps

Devant	Derrière
Gauche	Droite

Sévérité										
1	2	3	4	5	6	7	8	9	10

L'énergie
☆ ☆ ☆ ☆ ☆

Activité
☆ ☆ ☆ ☆ ☆

Sommeil
☆ ☆ ☆ ☆ ☆

Autres symptômes	Déclencheurs	Mesures d'aide

Commentaires

Livre de bord de la douleur

Data :-	Lun	Mar	Mer	Jeu	Ven	Sam	Dim

Zone de douleur

Début	Fin

Durée

Emplacement du corps

Devant	Derrière
Gauche	Droite

Sévérité
1	2	3	4	5	6	7	8	9	10

Début	Fin

Durée

Emplacement du corps

Devant	Derrière
Gauche	Droite

Sévérité
1	2	3	4	5	6	7	8	9	10

Début	Fin

Durée

Emplacement du corps

Devant	Derrière
Gauche	Droite

Sévérité
1	2	3	4	5	6	7	8	9	10

L'énergie
☆ ☆ ☆ ☆ ☆

Activité
☆ ☆ ☆ ☆ ☆

Sommeil
☆ ☆ ☆ ☆ ☆

Autres symptômes	Déclencheurs	Mesures d'aide

Commentaires

Livre de bord de la douleur

Data :-		Lun	Mar	Mer	Jeu	Ven	Sam	Dim

Zone de douleur

Début	Fin

Durée

Emplacement du corps

Devant	Derrière
Gauche	Droite

Sévérité										
1	2	3	4	5	6	7	8	9	10

Début	Fin

Durée

Emplacement du corps

Devant	Derrière
Gauche	Droite

Sévérité										
1	2	3	4	5	6	7	8	9	10

Début	Fin

Durée

Emplacement du corps

Devant	Derrière
Gauche	Droite

L'énergie
☆ ☆ ☆ ☆ ☆

Activité
☆ ☆ ☆ ☆ ☆

Sommeil
☆ ☆ ☆ ☆ ☆

Sévérité										
1	2	3	4	5	6	7	8	9	10

Autres symptômes	Déclencheurs	Mesures d'aide

Commentaires

Livre de bord de la douleur

| Data :- | Lun | Mar | Mer | Jeu | Ven | Sam | Dim |

Zone de douleur

Début	Fin

Durée

Emplacement du corps

Devant	Derrière
Gauche	Droite

Sévérité

| 1 | 2 | 3 | 4 | 5 | 6 | 7 | 8 | 9 | 10 |

Début	Fin

Durée

Emplacement du corps

Devant	Derrière
Gauche	Droite

Sévérité

| 1 | 2 | 3 | 4 | 5 | 6 | 7 | 8 | 9 | 10 |

Début	Fin

Durée

Emplacement du corps

Devant	Derrière
Gauche	Droite

Sévérité

| 1 | 2 | 3 | 4 | 5 | 6 | 7 | 8 | 9 | 10 |

L'énergie
☆ ☆ ☆ ☆

Activité
☆ ☆ ☆ ☆

Sommeil
☆ ☆ ☆ ☆

Autres symptômes	Déclencheurs	Mesures d'aide

Commentaires

Livre de bord de la douleur

Data :-		Lun	Mar	Mer	Jeu	Ven	Sam	Dim

Zone de douleur

Début	Fin

Durée

Emplacement du corps

Devant	Derrière
Gauche	Droite

Sévérité										
1	2	3	4	5	6	7	8	9	10

Début	Fin

Durée

Emplacement du corps

Devant	Derrière
Gauche	Droite

Sévérité										
1	2	3	4	5	6	7	8	9	10

L'énergie
☆ ☆ ☆ ☆ ☆

Activité
☆ ☆ ☆ ☆ ☆

Sommeil
☆ ☆ ☆ ☆ ☆

Début	Fin

Durée

Emplacement du corps

Devant	Derrière
Gauche	Droite

Sévérité										
1	2	3	4	5	6	7	8	9	10

Autres symptômes	Déclencheurs	Mesures d'aide

Commentaires

Livre de bord de la douleur

| Data :- | | Lun | Mar | Mer | Jeu | Ven | Sam | Dim |

Zone de douleur

Début	Fin
Durée	

Emplacement du corps	
Devant	Derrière
Gauche	Droite

Sévérité
| 1 | 2 | 3 | 4 | 5 | 6 | 7 | 8 | 9 | 10 |

Début	Fin
Durée	

Emplacement du corps	
Devant	Derrière
Gauche	Droite

Sévérité
| 1 | 2 | 3 | 4 | 5 | 6 | 7 | 8 | 9 | 10 |

Début	Fin
Durée	

Emplacement du corps	
Devant	Derrière
Gauche	Droite

Sévérité
| 1 | 2 | 3 | 4 | 5 | 6 | 7 | 8 | 9 | 10 |

L'énergie
☆ ☆ ☆ ☆ ☆

Activité
☆ ☆ ☆ ☆ ☆

Sommeil
☆ ☆ ☆ ☆ ☆

Autres symptômes	Déclencheurs	Mesures d'aide

Commentaires

Livre de bord de la douleur

Data :-		Lun	Mar	Mer	Jeu	Ven	Sam	Dim

Zone de douleur

Début	Fin

Emplacement du corps
Devant	Derrière
Gauche	Droite

Durée

Sévérité									
1	2	3	4	5	6	7	8	9	10

Début	Fin

Emplacement du corps
Devant	Derrière
Gauche	Droite

Durée

Sévérité									
1	2	3	4	5	6	7	8	9	10

Début	Fin

Emplacement du corps
Devant	Derrière
Gauche	Droite

Durée

Sévérité									
1	2	3	4	5	6	7	8	9	10

L'énergie
☆ ☆ ☆ ☆ ☆

Activité
☆ ☆ ☆ ☆ ☆

Sommeil
☆ ☆ ☆ ☆ ☆

Autres symptômes	Déclencheurs	Mesures d'aide

Commentaires

Livre de bord de la douleur

Data :-	Lun	Mar	Mer	Jeu	Ven	Sam	Dim

Zone de douleur

Début	Fin

Durée

Emplacement du corps

Devant	Derrière
Gauche	Droite

Sévérité
1	2	3	4	5	6	7	8	9	10

Début	Fin

Durée

Emplacement du corps

Devant	Derrière
Gauche	Droite

Sévérité
1	2	3	4	5	6	7	8	9	10

Début	Fin

Durée

Emplacement du corps

Devant	Derrière
Gauche	Droite

Sévérité
1	2	3	4	5	6	7	8	9	10

L'énergie
☆ ☆ ☆ ☆ ☆

Activité
☆ ☆ ☆ ☆ ☆

Sommeil
☆ ☆ ☆ ☆ ☆

Autres symptômes	Déclencheurs	Mesures d'aide

Commentaires

Livre de bord de la douleur

Data :-		Lun	Mar	Mer	Jeu	Ven	Sam	Dim

Zone de douleur

Début	Fin

Durée

Emplacement du corps

Devant	Derrière
Gauche	Droite

Sévérité
1	2	3	4	5	6	7	8	9	10

Début	Fin

Durée

Emplacement du corps

Devant	Derrière
Gauche	Droite

Sévérité
1	2	3	4	5	6	7	8	9	10

Début	Fin

Durée

Emplacement du corps

Devant	Derrière
Gauche	Droite

Sévérité
1	2	3	4	5	6	7	8	9	10

L'énergie
☆ ☆ ☆ ☆ ☆

Activité
☆ ☆ ☆ ☆ ☆

Sommeil
☆ ☆ ☆ ☆ ☆

Autres symptômes	Déclencheurs	Mesures d'aide

Commentaires

Livre de bord de la douleur

Data :-	Lun	Mar	Mer	Jeu	Ven	Sam	Dim

Zone de douleur

Début	Fin

Durée

Emplacement du corps

Devant	Derrière
Gauche	Droite

Sévérité

1	2	3	4	5	6	7	8	9	10

Début	Fin

Durée

Emplacement du corps

Devant	Derrière
Gauche	Droite

Sévérité

1	2	3	4	5	6	7	8	9	10

Début	Fin

Durée

Emplacement du corps

Devant	Derrière
Gauche	Droite

Sévérité

1	2	3	4	5	6	7	8	9	10

L'énergie
☆ ☆ ☆ ☆ ☆

Activité
☆ ☆ ☆ ☆ ☆

Sommeil
☆ ☆ ☆ ☆ ☆

Autres symptômes	Déclencheurs	Mesures d'aide

Commentaires

Livre de bord de la douleur

Data :-		Lun	Mar	Mer	Jeu	Ven	Sam	Dim

Zone de douleur

Début	Fin

Durée

Emplacement du corps

Devant	Derrière
Gauche	Droite

Sévérité									
1	2	3	4	5	6	7	8	9	10

Début	Fin

Durée

Emplacement du corps

Devant	Derrière
Gauche	Droite

Sévérité									
1	2	3	4	5	6	7	8	9	10

L'énergie
☆ ☆ ☆ ☆ ☆

Activité
☆ ☆ ☆ ☆ ☆

Sommeil
☆ ☆ ☆ ☆

Début	Fin

Durée

Emplacement du corps

Devant	Derrière
Gauche	Droite

Sévérité									
1	2	3	4	5	6	7	8	9	10

Autres symptômes	Déclencheurs	Mesures d'aide

Commentaires

Livre de bord de la douleur

Data :-		Lun	Mar	Mer	Jeu	Ven	Sam	Dim

Zone de douleur

Début | Fin
Durée

Emplacement du corps
Devant	Derrière
Gauche	Droite

Sévérité
1	2	3	4	5	6	7	8	9	10

Début | Fin
Durée

Emplacement du corps
Devant	Derrière
Gauche	Droite

Sévérité
1	2	3	4	5	6	7	8	9	10

Début | Fin
Durée

Emplacement du corps
Devant	Derrière
Gauche	Droite

Sévérité
1	2	3	4	5	6	7	8	9	10

L'énergie
☆ ☆ ☆ ☆ ☆

Activité
☆ ☆ ☆ ☆ ☆

Sommeil
☆ ☆ ☆ ☆ ☆

Autres symptômes	Déclencheurs	Mesures d'aide

Commentaires

Livre de bord de la douleur

Data :-		Lun	Mar	Mer	Jeu	Ven	Sam	Dim

Zone de douleur

Début	Fin

Durée

Emplacement du corps

Devant	Derrière
Gauche	Droite

Sévérité
1	2	3	4	5	6	7	8	9	10

Début	Fin

Durée

Emplacement du corps

Devant	Derrière
Gauche	Droite

Sévérité
1	2	3	4	5	6	7	8	9	10

Début	Fin

Durée

Emplacement du corps

Devant	Derrière
Gauche	Droite

Sévérité
1	2	3	4	5	6	7	8	9	10

L'énergie
☆ ☆ ☆ ☆ ☆

Activité
☆ ☆ ☆ ☆ ☆

Sommeil
☆ ☆ ☆ ☆ ☆

Autres symptômes	Déclencheurs	Mesures d'aide

Commentaires

Livre de bord de la douleur

| Data :- | | Lun | Mar | Mer | Jeu | Ven | Sam | Dim |

Zone de douleur

Début	Fin		Emplacement du corps	
			Devant	Derrière
Durée			Gauche	Droite

Sévérité
| 1 | 2 | 3 | 4 | 5 | 6 | 7 | 8 | 9 | 10 |

Début	Fin		Emplacement du corps	
			Devant	Derrière
Durée			Gauche	Droite

Sévérité
| 1 | 2 | 3 | 4 | 5 | 6 | 7 | 8 | 9 | 10 |

Début	Fin		Emplacement du corps	
			Devant	Derrière
Durée			Gauche	Droite

Sévérité
| 1 | 2 | 3 | 4 | 5 | 6 | 7 | 8 | 9 | 10 |

L'énergie
☆ ☆ ☆ ☆ ☆

Activité
☆ ☆ ☆ ☆ ☆

Sommeil
☆ ☆ ☆ ☆ ☆

Autres symptômes	Déclencheurs	Mesures d'aide

Commentaires

Livre de bord de la douleur

Data :-		Lun	Mar	Mer	Jeu	Ven	Sam	Dim

Zone de douleur

Début	Fin

Durée

Emplacement du corps

Devant	Derrière
Gauche	Droite

Sévérité

| 1 | 2 | 3 | 4 | 5 | 6 | 7 | 8 | 9 | 10 |

Début	Fin

Durée

Emplacement du corps

Devant	Derrière
Gauche	Droite

Sévérité

| 1 | 2 | 3 | 4 | 5 | 6 | 7 | 8 | 9 | 10 |

Début	Fin

Durée

Emplacement du corps

Devant	Derrière
Gauche	Droite

Sévérité

| 1 | 2 | 3 | 4 | 5 | 6 | 7 | 8 | 9 | 10 |

L'énergie
☆ ☆ ☆ ☆ ☆

Activité
☆ ☆ ☆ ☆ ☆

Sommeil
☆ ☆ ☆ ☆ ☆

Autres symptômes	Déclencheurs	Mesures d'aide

Commentaires

Livre de bord de la douleur

Data :-		Lun	Mar	Mer	Jeu	Ven	Sam	Dim

Zone de douleur

Début	Fin		Emplacement du corps	
Durée			Devant	Derrière
			Gauche	Droite

Sévérité									
1	2	3	4	5	6	7	8	9	10

Début	Fin		Emplacement du corps	
Durée			Devant	Derrière
			Gauche	Droite

Sévérité									
1	2	3	4	5	6	7	8	9	10

Début	Fin		Emplacement du corps	
Durée			Devant	Derrière
			Gauche	Droite

L'énergie
☆ ☆ ☆ ☆ ☆

Activité
☆ ☆ ☆ ☆ ☆

Sommeil
☆ ☆ ☆ ☆ ☆

Sévérité									
1	2	3	4	5	6	7	8	9	10

Autres symptômes	Déclencheurs	Mesures d'aide

Commentaires

Livre de bord de la douleur

Data :-		Lun	Mar	Mer	Jeu	Ven	Sam	Dim

Zone de douleur

Début	Fin		Emplacement du corps	
Durée			Devant	Derrière
			Gauche	Droite

Sévérité
1	2	3	4	5	6	7	8	9	10

Début	Fin		Emplacement du corps	
Durée			Devant	Derrière
			Gauche	Droite

Sévérité
1	2	3	4	5	6	7	8	9	10

Début	Fin		Emplacement du corps	
Durée			Devant	Derrière
			Gauche	Droite

Sévérité
1	2	3	4	5	6	7	8	9	10

L'énergie
☆ ☆ ☆ ☆ ☆

Activité
☆ ☆ ☆ ☆ ☆

Sommeil
☆ ☆ ☆ ☆ ☆

Autres symptômes	Déclencheurs	Mesures d'aide

Commentaires

Livre de bord de la douleur

Data :-		Lun	Mar	Mer	Jeu	Ven	Sam	Dim

Zone de douleur

Début	Fin		Emplacement du corps	
Durée			Devant	Derrière
			Gauche	Droite

Sévérité									
1	2	3	4	5	6	7	8	9	10

Début	Fin		Emplacement du corps	
Durée			Devant	Derrière
			Gauche	Droite

Sévérité									
1	2	3	4	5	6	7	8	9	10

Début	Fin		Emplacement du corps	
Durée			Devant	Derrière
			Gauche	Droite

Sévérité									
1	2	3	4	5	6	7	8	9	10

L'énergie
☆ ☆ ☆ ☆ ☆

Activité
☆ ☆ ☆ ☆ ☆

Sommeil
☆ ☆ ☆ ☆ ☆

Autres symptômes	Déclencheurs	Mesures d'aide

Commentaires

Livre de bord de la douleur

Data :-		Lun	Mar	Mer	Jeu	Ven	Sam	Dim

Zone de douleur

Début	Fin

Durée

Emplacement du corps

Devant	Derrière
Gauche	Droite

Sévérité
1 | 2 | 3 | 4 | 5 | 6 | 7 | 8 | 9 | 10

Début	Fin

Durée

Emplacement du corps

Devant	Derrière
Gauche	Droite

Sévérité
1 | 2 | 3 | 4 | 5 | 6 | 7 | 8 | 9 | 10

Début	Fin

Durée

Emplacement du corps

Devant	Derrière
Gauche	Droite

Sévérité
1 | 2 | 3 | 4 | 5 | 6 | 7 | 8 | 9 | 10

L'énergie
☆ ☆ ☆ ☆ ☆

Activité
☆ ☆ ☆ ☆ ☆

Sommeil
☆ ☆ ☆ ☆ ☆

Autres symptômes	Déclencheurs	Mesures d'aide

Commentaires

Livre de bord de la douleur

Data :-		Lun	Mar	Mer	Jeu	Ven	Sam	Dim

Zone de douleur

Début	Fin
Durée	

Emplacement du corps	
Devant	Derrière
Gauche	Droite

Sévérité
1	2	3	4	5	6	7	8	9	10

Début	Fin
Durée	

Emplacement du corps	
Devant	Derrière
Gauche	Droite

Sévérité
1	2	3	4	5	6	7	8	9	10

Début	Fin
Durée	

Emplacement du corps	
Devant	Derrière
Gauche	Droite

Sévérité
1	2	3	4	5	6	7	8	9	10

L'énergie
☆ ☆ ☆ ☆ ☆

Activité
☆ ☆ ☆ ☆ ☆

Sommeil
☆ ☆ ☆ ☆ ☆

Autres symptômes	Déclencheurs	Mesures d'aide

Commentaires

Livre de bord de la douleur

Data :-		Lun	Mar	Mer	Jeu	Ven	Sam	Dim

Zone de douleur

Début	Fin

Durée

Emplacement du corps
Devant	Derrière
Gauche	Droite

Sévérité
| 1 | 2 | 3 | 4 | 5 | 6 | 7 | 8 | 9 | 10 |

Début	Fin

Durée

Emplacement du corps
Devant	Derrière
Gauche	Droite

Sévérité
| 1 | 2 | 3 | 4 | 5 | 6 | 7 | 8 | 9 | 10 |

Début	Fin

Durée

Emplacement du corps
Devant	Derrière
Gauche	Droite

Sévérité
| 1 | 2 | 3 | 4 | 5 | 6 | 7 | 8 | 9 | 10 |

L'énergie
☆ ☆ ☆ ☆ ☆

Activité
☆ ☆ ☆ ☆ ☆

Sommeil
☆ ☆ ☆ ☆ ☆

Autres symptômes	Déclencheurs	Mesures d'aide

Commentaires

Livre de bord de la douleur

Data :-	Lun	Mar	Mer	Jeu	Ven	Sam	Dim

Zone de douleur

Début	Fin

Durée

Emplacement du corps

Devant	Derrière
Gauche	Droite

Sévérité

1	2	3	4	5	6	7	8	9	10

Début	Fin

Durée

Emplacement du corps

Devant	Derrière
Gauche	Droite

Sévérité

1	2	3	4	5	6	7	8	9	10

Début	Fin

Durée

Emplacement du corps

Devant	Derrière
Gauche	Droite

Sévérité

1	2	3	4	5	6	7	8	9	10

L'énergie
☆ ☆ ☆ ☆ ☆

Activité
☆ ☆ ☆ ☆ ☆

Sommeil
☆ ☆ ☆ ☆ ☆

Autres symptômes	Déclencheurs	Mesures d'aide

Commentaires

Livre de bord de la douleur

Data :-		Lun	Mar	Mer	Jeu	Ven	Sam	Dim

Zone de douleur

Début	Fin

Emplacement du corps
Devant	Derrière
Gauche	Droite

Durée

Sévérité									
1	2	3	4	5	6	7	8	9	10

Début	Fin

Emplacement du corps
Devant	Derrière
Gauche	Droite

Durée

Sévérité									
1	2	3	4	5	6	7	8	9	10

Début	Fin

Emplacement du corps
Devant	Derrière
Gauche	Droite

Durée

Sévérité									
1	2	3	4	5	6	7	8	9	10

L'énergie
☆ ☆ ☆ ☆ ☆

Activité
☆ ☆ ☆ ☆ ☆

Sommeil
☆ ☆ ☆ ☆ ☆

Autres symptômes	Déclencheurs	Mesures d'aide

Commentaires

Livre de bord de la douleur

Data :-		Lun	Mar	Mer	Jeu	Ven	Sam	Dim

Zone de douleur

Début	Fin

Durée

Emplacement du corps
Devant	Derrière
Gauche	Droite

Sévérité									
1	2	3	4	5	6	7	8	9	10

Début	Fin

Durée

Emplacement du corps
Devant	Derrière
Gauche	Droite

Sévérité									
1	2	3	4	5	6	7	8	9	10

Début	Fin

Durée

Emplacement du corps
Devant	Derrière
Gauche	Droite

Sévérité									
1	2	3	4	5	6	7	8	9	10

L'énergie
☆ ☆ ☆ ☆ ☆

Activité
☆ ☆ ☆ ☆ ☆

Sommeil
☆ ☆ ☆ ☆ ☆

Autres symptômes	Déclencheurs	Mesures d'aide

Commentaires

Livre de bord de la douleur

Data :- | Lun | Mar | Mer | Jeu | Ven | Sam | Dim |

Zone de douleur

Début	Fin

Durée

Emplacement du corps

Devant	Derrière
Gauche	Droite

Sévérité										
1	2	3	4	5	6	7	8	9	10

Début	Fin

Durée

Emplacement du corps

Devant	Derrière
Gauche	Droite

Sévérité										
1	2	3	4	5	6	7	8	9	10

L'énergie
☆ ☆ ☆ ☆ ☆

Activité
☆ ☆ ☆ ☆ ☆

Sommeil
☆ ☆ ☆ ☆ ☆

Début	Fin

Durée

Emplacement du corps

Devant	Derrière
Gauche	Droite

Sévérité										
1	2	3	4	5	6	7	8	9	10

Autres symptômes	Déclencheurs	Mesures d'aide

Commentaires

Livre de bord de la douleur

Data :-	Lun	Mar	Mer	Jeu	Ven	Sam	Dim

Zone de douleur

Début	Fin

Durée

Emplacement du corps

Devant	Derrière
Gauche	Droite

Sévérité

1	2	3	4	5	6	7	8	9	10

Début	Fin

Durée

Emplacement du corps

Devant	Derrière
Gauche	Droite

Sévérité

1	2	3	4	5	6	7	8	9	10

L'énergie
☆ ☆ ☆ ☆

Activité
☆ ☆ ☆ ☆

Sommeil
☆ ☆ ☆ ☆

Début	Fin

Durée

Emplacement du corps

Devant	Derrière
Gauche	Droite

Sévérité

1	2	3	4	5	6	7	8	9	10

Autres symptômes	Déclencheurs	Mesures d'aide

Commentaires

Livre de bord de la douleur

Data :-		Lun	Mar	Mer	Jeu	Ven	Sam	Dim

Zone de douleur

Début	Fin

Durée

Emplacement du corps

Devant	Derrière
Gauche	Droite

Sévérité
1	2	3	4	5	6	7	8	9	10

Début	Fin

Durée

Emplacement du corps

Devant	Derrière
Gauche	Droite

Sévérité
1	2	3	4	5	6	7	8	9	10

Début	Fin

Durée

Emplacement du corps

Devant	Derrière
Gauche	Droite

Sévérité
1	2	3	4	5	6	7	8	9	10

L'énergie
☆ ☆ ☆ ☆ ☆

Activité
☆ ☆ ☆ ☆ ☆

Sommeil
☆ ☆ ☆ ☆ ☆

Autres symptômes	Déclencheurs	Mesures d'aide

Commentaires

Livre de bord de la douleur

Data :-		Lun	Mar	Mer	Jeu	Ven	Sam	Dim

Zone de douleur

Début	Fin

Durée

Emplacement du corps

Devant	Derrière
Gauche	Droite

Sévérité										
1	2	3	4	5	6	7	8	9	10

Début	Fin

Durée

Emplacement du corps

Devant	Derrière
Gauche	Droite

Sévérité										
1	2	3	4	5	6	7	8	9	10

Début	Fin

Durée

Emplacement du corps

Devant	Derrière
Gauche	Droite

Sévérité										
1	2	3	4	5	6	7	8	9	10

L'énergie
☆ ☆ ☆ ☆ ☆

Activité
☆ ☆ ☆ ☆ ☆

Sommeil
☆ ☆ ☆ ☆ ☆

Autres symptômes	Déclencheurs	Mesures d'aide

Commentaires

Livre de bord de la douleur

Data :-		Lun	Mar	Mer	Jeu	Ven	Sam	Dim

Zone de douleur

Début	Fin

Durée

Emplacement du corps

Devant	Derrière
Gauche	Droite

Sévérité									
1	2	3	4	5	6	7	8	9	10

Début	Fin

Durée

Emplacement du corps

Devant	Derrière
Gauche	Droite

Sévérité									
1	2	3	4	5	6	7	8	9	10

Début	Fin

Durée

Emplacement du corps

Devant	Derrière
Gauche	Droite

Sévérité									
1	2	3	4	5	6	7	8	9	10

L'énergie
☆ ☆ ☆ ☆ ☆

Activité
☆ ☆ ☆ ☆ ☆

Sommeil
☆ ☆ ☆ ☆ ☆

Autres symptômes	Déclencheurs	Mesures d'aide

Commentaires

Livre de bord de la douleur

Data :-		Lun	Mar	Mer	Jeu	Ven	Sam	Dim

Zone de douleur

Début	Fin

Durée

Emplacement du corps

Devant	Derrière
Gauche	Droite

Sévérité
1	2	3	4	5	6	7	8	9	10

Début	Fin

Durée

Emplacement du corps

Devant	Derrière
Gauche	Droite

Sévérité
1	2	3	4	5	6	7	8	9	10

Début	Fin

Durée

Emplacement du corps

Devant	Derrière
Gauche	Droite

Sévérité
1	2	3	4	5	6	7	8	9	10

L'énergie
☆ ☆ ☆ ☆ ☆

Activité
☆ ☆ ☆ ☆ ☆

Sommeil
☆ ☆ ☆ ☆ ☆

Autres symptômes	Déclencheurs	Mesures d'aide

Commentaires

Livre de bord de la douleur

Data :-		Lun	Mar	Mer	Jeu	Ven	Sam	Dim

Zone de douleur

Début	Fin

Emplacement du corps

Durée		Devant	Derrière
		Gauche	Droite

Sévérité									
1	2	3	4	5	6	7	8	9	10

Début	Fin

Emplacement du corps

Durée		Devant	Derrière
		Gauche	Droite

Sévérité									
1	2	3	4	5	6	7	8	9	10

Début	Fin

Emplacement du corps

Durée		Devant	Derrière
		Gauche	Droite

Sévérité									
1	2	3	4	5	6	7	8	9	10

L'énergie
☆ ☆ ☆ ☆ ☆

Activité
☆ ☆ ☆ ☆ ☆

Sommeil
☆ ☆ ☆ ☆ ☆

Autres symptômes	Déclencheurs	Mesures d'aide

Commentaires

Livre de bord de la douleur

Data :-		Lun	Mar	Mer	Jeu	Ven	Sam	Dim

Zone de douleur

Début	Fin

Durée

Emplacement du corps

Devant	Derrière
Gauche	Droite

Sévérité									
1	2	3	4	5	6	7	8	9	10

Début	Fin

Durée

Emplacement du corps

Devant	Derrière
Gauche	Droite

Sévérité									
1	2	3	4	5	6	7	8	9	10

Début	Fin

Durée

Emplacement du corps

Devant	Derrière
Gauche	Droite

Sévérité									
1	2	3	4	5	6	7	8	9	10

L'énergie
☆ ☆ ☆ ☆ ☆

Activité
☆ ☆ ☆ ☆ ☆

Sommeil
☆ ☆ ☆ ☆ ☆

Autres symptômes	Déclencheurs	Mesures d'aide

Commentaires

Livre de bord de la douleur

Data :-		Lun	Mar	Mer	Jeu	Ven	Sam	Dim

Zone de douleur

Début	Fin

Durée

Emplacement du corps

Devant	Derrière
Gauche	Droite

Sévérité
1	2	3	4	5	6	7	8	9	10

Début	Fin

Durée

Emplacement du corps

Devant	Derrière
Gauche	Droite

Sévérité
1	2	3	4	5	6	7	8	9	10

L'énergie
☆ ☆ ☆ ☆ ☆

Activité
☆ ☆ ☆ ☆ ☆

Sommeil
☆ ☆ ☆ ☆ ☆

Début	Fin

Durée

Emplacement du corps

Devant	Derrière
Gauche	Droite

Sévérité
1	2	3	4	5	6	7	8	9	10

Autres symptômes	Déclencheurs	Mesures d'aide

Commentaires

Livre de bord de la douleur

Data :-		Lun	Mar	Mer	Jeu	Ven	Sam	Dim

Zone de douleur

Début	Fin		Emplacement du corps	
Durée			Devant	Derrière
			Gauche	Droite

Sévérité									
1	2	3	4	5	6	7	8	9	10

Début	Fin		Emplacement du corps	
Durée			Devant	Derrière
			Gauche	Droite

Sévérité									
1	2	3	4	5	6	7	8	9	10

Début	Fin		Emplacement du corps	
Durée			Devant	Derrière
			Gauche	Droite

Sévérité									
1	2	3	4	5	6	7	8	9	10

L'énergie
☆ ☆ ☆ ☆ ☆

Activité
☆ ☆ ☆ ☆ ☆

Sommeil
☆ ☆ ☆ ☆ ☆

Autres symptômes	Déclencheurs	Mesures d'aide

Commentaires

Livre de bord de la douleur

Data :-		Lun	Mar	Mer	Jeu	Ven	Sam	Dim

Zone de douleur

Début	Fin

Durée

Emplacement du corps

Devant	Derrière
Gauche	Droite

Sévérité									
1	2	3	4	5	6	7	8	9	10

Début	Fin

Durée

Emplacement du corps

Devant	Derrière
Gauche	Droite

Sévérité									
1	2	3	4	5	6	7	8	9	10

Début	Fin

Durée

Emplacement du corps

Devant	Derrière
Gauche	Droite

L'énergie
☆ ☆ ☆ ☆ ☆

Activité
☆ ☆ ☆ ☆ ☆

Sommeil
☆ ☆ ☆ ☆ ☆

Sévérité									
1	2	3	4	5	6	7	8	9	10

Autres symptômes	Déclencheurs	Mesures d'aide

Commentaires

Livre de bord de la douleur

Data :-		Lun	Mar	Mer	Jeu	Ven	Sam	Dim

Zone de douleur

Début	Fin

Durée

Emplacement du corps

Devant	Derrière
Gauche	Droite

Sévérité										
1	2	3	4	5	6	7	8	9	10

Début	Fin

Durée

Emplacement du corps

Devant	Derrière
Gauche	Droite

Sévérité										
1	2	3	4	5	6	7	8	9	10

Début	Fin

Durée

Emplacement du corps

Devant	Derrière
Gauche	Droite

L'énergie
☆ ☆ ☆ ☆ ☆

Activité
☆ ☆ ☆ ☆ ☆

Sommeil
☆ ☆ ☆ ☆ ☆

Sévérité										
1	2	3	4	5	6	7	8	9	10

Autres symptômes	Déclencheurs	Mesures d'aide

Commentaires

Livre de bord de la douleur

Data :-		Lun	Mar	Mer	Jeu	Ven	Sam	Dim

Zone de douleur

Début	Fin

Durée

Emplacement du corps

Devant	Derrière
Gauche	Droite

Sévérité										
1	2	3	4	5	6	7	8	9	10	

Début	Fin

Durée

Emplacement du corps

Devant	Derrière
Gauche	Droite

Sévérité										
1	2	3	4	5	6	7	8	9	10	

Début	Fin

Durée

Emplacement du corps

Devant	Derrière
Gauche	Droite

Sévérité										
1	2	3	4	5	6	7	8	9	10	

L'énergie
☆ ☆ ☆ ☆ ☆

Activité
☆ ☆ ☆ ☆ ☆

Sommeil
☆ ☆ ☆ ☆ ☆

Autres symptômes	Déclencheurs	Mesures d'aide

Commentaires

Livre de bord de la douleur

Data :-		Lun	Mar	Mer	Jeu	Ven	Sam	Dim

Zone de douleur

Début	Fin

Durée

Emplacement du corps

Devant	Derrière
Gauche	Droite

Sévérité
1	2	3	4	5	6	7	8	9	10

Début	Fin

Durée

Emplacement du corps

Devant	Derrière
Gauche	Droite

Sévérité
1	2	3	4	5	6	7	8	9	10

L'énergie
☆ ☆ ☆ ☆ ☆

Activité
☆ ☆ ☆ ☆ ☆

Sommeil
☆ ☆ ☆ ☆ ☆

Début	Fin

Durée

Emplacement du corps

Devant	Derrière
Gauche	Droite

Sévérité
1	2	3	4	5	6	7	8	9	10

Autres symptômes	Déclencheurs	Mesures d'aide

Commentaires

Livre de bord de la douleur

Data :-		Lun	Mar	Mer	Jeu	Ven	Sam	Dim

Zone de douleur

Début	Fin

Durée

Emplacement du corps

Devant	Derrière
Gauche	Droite

Sévérité										
1	2	3	4	5	6	7	8	9	10

Début	Fin

Durée

Emplacement du corps

Devant	Derrière
Gauche	Droite

Sévérité										
1	2	3	4	5	6	7	8	9	10

L'énergie
☆ ☆ ☆ ☆ ☆

Activité
☆ ☆ ☆ ☆ ☆

Sommeil
☆ ☆ ☆ ☆ ☆

Début	Fin

Durée

Emplacement du corps

Devant	Derrière
Gauche	Droite

Sévérité										
1	2	3	4	5	6	7	8	9	10

Autres symptômes	Déclencheurs	Mesures d'aide

Commentaires

Livre de bord de la douleur

| Data :- | Lun | Mar | Mer | Jeu | Ven | Sam | Dim |

Zone de douleur

Début	Fin

Durée

Emplacement du corps

Devant	Derrière
Gauche	Droite

Sévérité
| 1 | 2 | 3 | 4 | 5 | 6 | 7 | 8 | 9 | 10 |

Début	Fin

Durée

Emplacement du corps

Devant	Derrière
Gauche	Droite

Sévérité
| 1 | 2 | 3 | 4 | 5 | 6 | 7 | 8 | 9 | 10 |

Début	Fin

Durée

Emplacement du corps

Devant	Derrière
Gauche	Droite

Sévérité
| 1 | 2 | 3 | 4 | 5 | 6 | 7 | 8 | 9 | 10 |

L'énergie
☆ ☆ ☆ ☆ ☆

Activité
☆ ☆ ☆ ☆ ☆

Sommeil
☆ ☆ ☆ ☆ ☆

Autres symptômes	Déclencheurs	Mesures d'aide

Commentaires

Livre de bord de la douleur

Data :-		Lun	Mar	Mer	Jeu	Ven	Sam	Dim

Zone de douleur

Début	Fin	Emplacement du corps

Durée	Devant	Derrière
	Gauche	Droite

Sévérité
1	2	3	4	5	6	7	8	9	10

Début	Fin	Emplacement du corps

Durée	Devant	Derrière
	Gauche	Droite

Sévérité
1	2	3	4	5	6	7	8	9	10

Début	Fin	Emplacement du corps

Durée	Devant	Derrière
	Gauche	Droite

Sévérité
1	2	3	4	5	6	7	8	9	10

L'énergie
☆ ☆ ☆ ☆ ☆

Activité
☆ ☆ ☆ ☆ ☆

Sommeil
☆ ☆ ☆ ☆ ☆

Autres symptômes	Déclencheurs	Mesures d'aide

Commentaires

Livre de bord de la douleur

Data :-	Lun	Mar	Mer	Jeu	Ven	Sam	Dim

Zone de douleur

Début	Fin

Durée

Emplacement du corps

Devant	Derrière
Gauche	Droite

Sévérité

1	2	3	4	5	6	7	8	9	10

Début	Fin

Durée

Emplacement du corps

Devant	Derrière
Gauche	Droite

Sévérité

1	2	3	4	5	6	7	8	9	10

L'énergie
☆ ☆ ☆ ☆ ☆

Activité
☆ ☆ ☆ ☆ ☆

Sommeil
☆ ☆ ☆ ☆ ☆

Début	Fin

Durée

Emplacement du corps

Devant	Derrière
Gauche	Droite

Sévérité

1	2	3	4	5	6	7	8	9	10

Autres symptômes	Déclencheurs	Mesures d'aide

Commentaires

Livre de bord de la douleur

Data :-		Lun	Mar	Mer	Jeu	Ven	Sam	Dim

Zone de douleur

Début	Fin

Durée

Emplacement du corps
Devant	Derrière
Gauche	Droite

Sévérité										
1	2	3	4	5	6	7	8	9	10

Début	Fin

Durée

Emplacement du corps
Devant	Derrière
Gauche	Droite

Sévérité										
1	2	3	4	5	6	7	8	9	10

Début	Fin

Durée

Emplacement du corps
Devant	Derrière
Gauche	Droite

Sévérité										
1	2	3	4	5	6	7	8	9	10

L'énergie
☆ ☆ ☆ ☆ ☆

Activité
☆ ☆ ☆ ☆ ☆

Sommeil
☆ ☆ ☆ ☆ ☆

Autres symptômes	Déclencheurs	Mesures d'aide

Commentaires

Livre de bord de la douleur

Data :-		Lun	Mar	Mer	Jeu	Ven	Sam	Dim

Zone de douleur

Début	Fin

Durée

Emplacement du corps

Devant	Derrière
Gauche	Droite

Sévérité									
1	2	3	4	5	6	7	8	9	10

Début	Fin

Durée

Emplacement du corps

Devant	Derrière
Gauche	Droite

Sévérité									
1	2	3	4	5	6	7	8	9	10

Début	Fin

Durée

Emplacement du corps

Devant	Derrière
Gauche	Droite

Sévérité									
1	2	3	4	5	6	7	8	9	10

L'énergie
☆ ☆ ☆ ☆ ☆

Activité
☆ ☆ ☆ ☆ ☆

Sommeil
☆ ☆ ☆ ☆ ☆

Autres symptômes	Déclencheurs	Mesures d'aide

Commentaires

Livre de bord de la douleur

Data :-		Lun	Mar	Mer	Jeu	Ven	Sam	Dim

Zone de douleur

Début	Fin

Durée

Emplacement du corps

Devant	Derrière
Gauche	Droite

Sévérité

1	2	3	4	5	6	7	8	9	10

Début	Fin

Durée

Emplacement du corps

Devant	Derrière
Gauche	Droite

Sévérité

1	2	3	4	5	6	7	8	9	10

L'énergie
☆ ☆ ☆ ☆ ☆

Activité
☆ ☆ ☆ ☆ ☆

Sommeil
☆ ☆ ☆ ☆ ☆

Début	Fin

Durée

Emplacement du corps

Devant	Derrière
Gauche	Droite

Sévérité

1	2	3	4	5	6	7	8	9	10

Autres symptômes	Déclencheurs	Mesures d'aide

Commentaires